ライブラリ 読んでわかる心理学 2

読んでわかる
神経心理学

八田武志・吉崎一人・東川麻里 共著

サイエンス社

監修のことば

　本ライブラリは，心理学を初めて学ぼうとする方に，自学自習によって心理学がわかるテキストを提供することを目指しています。

　心の科学である心理学は，幅広いテーマの内容を多彩な研究方法を使って解明することで，日進月歩をきわめています。その結果，心理学に興味をもち始め，自学自習に取り組もうとする方にとって，心理学の各テーマを一通り学習しようと挑戦しても，その内容を理解することは難しいものとなってきました。

　このような現状のもと，「ライブラリ 読んでわかる心理学」は，多岐にわたる心理学のテーマに対応して用意された各巻を，それぞれ主体的に自学自習することによって，その内容を効果的に理解できるように編まれました。関心をもった巻から自習することで，心理学の基礎概念の意味やことがらの理解を深めることができます。また，興味をもって学習できるように，章の概要をはじめにまとめ，読みやすい日本語で記述するよう心がけました。さらに，学習成果を深められるように，章末には参照できる文献を紹介し，学習した内容を確認するための復習問題を掲載しています。

　大学や短大の授業で心理学を学ぶ学生のみなさん，自宅でテキストを用いて心理学を学ぶ通信教育部の学生のみなさん，さらに公認心理師，認定心理士，臨床心理士，心理学検定といったさまざまな資格・試験をめざすみなさんが，本ライブラリを自学自習の教材として積極的に役立てられることを願っています。

監修者　多鹿秀継

まえがき

　2017年に公認心理師法が施行されたことを機に，わが国では各出版社から体系的な心理学の教科書が出版されました。

　国家資格である公認心理師を定める公認心理師法が長い議論の結果を経て成立する経緯では，「心理職は，心の健康に携わる職種として，多様な領域においてその知識や技術を発揮すること」が，その必要性の根拠とされたのです。この法律では，「心理学に関する専門的知識や技術をもって，心理支援を要する者の心理状態の観察，その結果分析」など，多岐にわたる難しい課題に対応することを求めています。

　本書では，このような背景をもとに，最新の研究成果の紹介よりも，「脳と行動との関連」に関する基礎的な内容を記述することを特徴にしました。現代心理学のさまざまな分野で，脳と行動との関連が議論されることが一般化しています。残念ながら，わが国ではたくさんの心理学専攻学部（正式な名称はさまざまですが）が設置されたにもかかわらず，心理学研究の歴史的経緯からくる教育体系の歪みともいえますが，脳と行動との基礎的な知識を教える授業は芳醇な内容とはなっていないのが現状です。そのため，不足しがちな「脳と行動」の知識を本書で補ってほしいと考えています。

　本書の著者たちは，心理学を学んで社会で活躍する人々に求められるのは，「チームで企画し，成果を評価しつつ運営」する能力であると考えています。心理学が，独特の専門用語で他分野の人を煙に巻くような，唯我独尊で生きていけるような状況ではなくなってきています。そのために，多職種で構成されるチームにおけるさまざまな状況下でコミュニケーションに加わることのできる基礎知識の取得が必須です。本書では専門用語に英文表記を付するなど，配慮しています。それにしても覚えることが多すぎる，と嘆かれる声があるかもしれませんが，専門家になるには一定の努力や研鑽が不可欠であることを先達として記しておきましょう。

　最後になりますが，本書の執筆の機会をお与えいただきました監修者の多鹿

秀継先生と，編集に際し多大の労をお取りいただきましたサイエンス社編集部の清水匡太氏に心から感謝申し上げます．

著者一同

目　次

まえがき ……………………………………………………………………… i

第 1 章　神経心理学とは　1
　1.1　神経心理学の誕生と歴史 …………………………………………… 1
　1.2　神経心理学の研究分野 ……………………………………………… 4
　1.3　公認心理師が神経心理学を学ぶ意味について …………………… 6
　　　参 考 図 書 ……………………………………………………………… 7
　　　復 習 問 題 ……………………………………………………………… 7

第 2 章　脳の解剖学的基礎　9
　2.1　中枢神経系の解剖学的構造 ………………………………………… 9
　2.2　脳 の 構 造 …………………………………………………………… 11
　2.3　脳 の 領 野 …………………………………………………………… 18
　2.4　内 分 泌 系 …………………………………………………………… 20
　2.5　自律神経系 …………………………………………………………… 22
　2.6　内分泌腺と自律神経系の関係 ……………………………………… 22
　　　参 考 図 書 …………………………………………………………… 24
　　　復 習 問 題 …………………………………………………………… 24

第 3 章　脳の側性化——左右大脳半球機能差　25
　3.1　側性化とラテラリティ ……………………………………………… 25
　3.2　ラテラリティの世間への認知 ……………………………………… 27
　3.3　ラテラリティの測定方法 …………………………………………… 30
　3.4　ラテラリティの個人差 ……………………………………………… 35
　　　参 考 図 書 …………………………………………………………… 42
　　　復 習 問 題 …………………………………………………………… 42

第4章 物体認知とその障害　43

- 4.1 視覚情報処理の2つの流れとその役割 …………………… 43
- 4.2 物体認知の諸側面——理論 …………………………… 47
- 4.3 物体認知の障害——視覚失認 ………………………… 49
- 4.4 顔の認識 ……………………………………………… 53
- 参考図書 ……………………………………………… 59
- 復習問題 ……………………………………………… 59

第5章 注意とその障害　61

- 5.1 注意の諸側面 ………………………………………… 61
- 5.2 注意に関与する脳内ネットワーク …………………… 63
- 5.3 半側空間無視 ………………………………………… 67
- 参考図書 ……………………………………………… 73
- 復習問題 ……………………………………………… 73

第6章 言語の障害　75

- 6.1 失語症の定義 ………………………………………… 75
- 6.2 失語症の原因疾患 …………………………………… 76
- 6.3 失語症の神経学的基盤 ……………………………… 77
- 6.4 失語症の分類 ………………………………………… 79
- 6.5 認知神経心理学的アプローチによる失語症状の解釈 … 85
- 6.6 失語症のアセスメント ……………………………… 86
- 6.7 失語症への対応 ……………………………………… 88
- 参考図書 ……………………………………………… 90
- 復習問題 ……………………………………………… 90

第7章 行為の障害　91

- 7.1 失　行 ………………………………………………… 91
- 7.2 構成障害 ……………………………………………… 100
- 7.3 前頭葉性の行為障害 ………………………………… 102
- 参考図書 ……………………………………………… 105
- 復習問題 ……………………………………………… 105

第8章　記憶の障害　107

- 8.1　記憶の分類 …………………………………………………… 107
- 8.2　記憶に関わる脳の部位 ……………………………………… 112
- 8.3　記憶障害の症状 ……………………………………………… 115
- 8.4　記憶障害のアセスメント …………………………………… 117
- 8.5　記憶障害への対応 …………………………………………… 120
- 　　参考図書 ……………………………………………………… 122
- 　　復習問題 ……………………………………………………… 122

第9章　遂行機能（実行系機能）　123

- 9.1　遂行機能の概念モデル ……………………………………… 123
- 9.2　遂行障害をもたらす原因 …………………………………… 124
- 9.3　遂行機能障害の説明理論と評価 …………………………… 126
- 9.4　遂行機能障害のリハビリテーション ……………………… 132
- 9.5　おわりに ……………………………………………………… 134
- 　　参考図書 ……………………………………………………… 135
- 　　復習問題 ……………………………………………………… 135

第10章　神経心理学の研究法と神経心理学検査　137

- 10.1　測定と評価・診断 ………………………………………… 137
- 10.2　心理学検査 ………………………………………………… 139
- 10.3　神経心理学検査 …………………………………………… 140
- 10.4　おわりに …………………………………………………… 151
- 　　参考図書 ……………………………………………………… 152
- 　　復習問題 ……………………………………………………… 152

引用文献 …………………………………………………………… 153
人名索引 …………………………………………………………… 161
事項索引 …………………………………………………………… 163
著者紹介 …………………………………………………………… 171

第1章 神経心理学とは

神経心理学は，American Academy of Clinical Neuropsychology Practice Guidelines（2007）によれば，「認知，情動，そして行動など幅広い範囲にわたって，脳が生み出す健常および異常な機能について検討する応用科学」と定義されています。したがって，脳と言語，思考，学習，記憶，情動，知覚，人間関係など，人間のさまざまな行動との関係の理解を目指す研究は，すべて神経心理学の対象です。もっとも，わが国では，限定的に「脳に後天的に損傷や疾患が生じた際の**高次脳機能**について検討する分野」という意味で用いられることが少なくありません。

神経心理学研究は，脳損傷によりもたらされる行動の欠損への対応策を導き出すだけでなく，健康な認知活動を維持，増進するための役割を担うことが求められています。

1.1 神経心理学の誕生と歴史

脳とそれが生み出す行動との関係の理解を目指す神経心理学は，19世紀後半のブローカ（Broca, P. P.）の研究が始まりです（図1.1）。ブローカは，1861年に発話に障害のある患者の症例を報告しました。この患者は，今日ブローカ野とよばれる左脳の前頭葉下部に損傷があることが死後の解剖（剖検）で確認されました。図1.2は，保存されている脳標本を横から撮影したものです。左側が前頭部であり，下部の黒く見える部分で脳組織の失われているのがわかります。この症例報告は「脳は独立して機能する多数の個別化した部位から構成される」とする**局在説**の主張を支持するもので，「脳は全体として機能し，部位による違いはない」と考える**等能力説**との論争に終止符をうつものでした。その後，ウェルニッケ（Wernicke, C.）が1874年に，左脳側頭葉上部の損傷で，発話に問題はないが，言葉の理解に障害を示す局在説に有利な報告を行い，

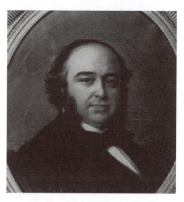

図 1.1　ブローカ

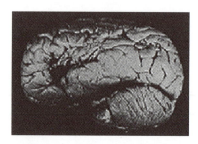

図 1.2　ブローカの報告の資料となった患者の死後の解剖図 (Gazzaniga et al., 2009)
前頭葉下部に損傷があることがわかります。

脳部位と行動障害との関係を調べる研究が盛んになりました。それ以降は，言葉の障害だけでなく，注意の障害，行為の障害，物体認知の障害など，脳部位との関連を検討する研究が急増しました。このような，行動の障害と脳との関係を明らかにする研究は**大脳病理学**（brain pathology）とよばれました。神経心理学はこの大脳病理学がもとになった研究分野なのです。

　大脳病理学が**神経心理学**（neuropsychology）に名称を変更したのは次のような背景からです。20 世紀に入って，それまでの研究手法がもっぱら行動に障害を生じた患者の死後剖検であったために，対象となった患者が死ぬまで検討ができないなどの問題から大脳病理学の研究は停滞を余儀なくされました。しかし，脳と行動との関係を検討する研究は 1960 年頃から再び活気を取り戻

1.1 神経心理学の誕生と歴史

します。これにはゲシュウィント（Geschwind, N.）の果たした役割が大きく，機能局在や局在する機能が結びつくことで脳は全体として機能するとする**皮質連合説**の考え方が広がりました。

脳と行動との関連を検討する研究が活気を取り戻した理由には，3つのことが挙げられます。

第1は，脳の研究法が多様になり，生きている人も含めて脳の働きを調べられるようになったことです。詳しくは第10章で紹介しますが，たとえば，電気工学の進歩を背景とした**脳波計**の改良，コンピュータ工学の進歩による**CTスキャン**，**PETスキャン**などの発明があります。

第2は学際化です。医学者だけが参加していた脳の研究に，言語学，心理学など多様な分野の研究者が参加するようになりました。たとえばブローカ野の損傷で「言葉が失われた」場合に，言葉のどの要素が失われたのかについては言語学からのほうが貢献でき，リハビリテーションにつなげられる可能性が増すからです。

第3は1960年代半ばに，左右の脳を底部でつないでいる**脳梁**という神経線維を外科的に離断して，左右の脳の働きを比較検討したスペリー（Sperry, R. W.）の離断脳研究が出現したことです。離断脳研究は実験心理学の研究法に依拠し，健常者を対象とする多くの研究も呼び起こしました（**図1.3**は晩年のスペリー像です）。

このような学問領域の拡大により，大脳病理学よりも神経心理学の名称が適切であるとみなされるようになったのです。1963年に最初の専門学術誌 '*Neuropsychologia*' が発刊され，それ以降 neuropsychology の名称がついた学術誌は20を超え，神経心理学研究の隆盛が裏づけられます。

神経心理学に関連する学会として，1967年に**国際神経心理学会**（International Neuropsychological Society; INS）が発足しました。わが国では**日本神経心理学会**が1978年に，**日本高次脳機能学会**（旧日本失語症学会）が1977年に発足し，現在も活動が活発に行われています。

第 1 章　神経心理学とは

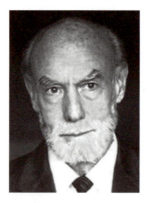

図 1.3　スペリー

1.2　神経心理学の研究分野

　神経心理学の研究分野には明確な境界線はありませんが，臨床神経心理学（clinical neuropsychology），実験神経心理学（experimental neuropsychology），比較神経心理学（comparative neuropsychology）という分類が可能です（八田，2003）。臨床神経心理学はヒトを対象とし，脳に損傷を受けた場合に生じる行動の障害を対象とする分野です。もともとは局所的な損傷を受けた脳部位と，行動の障害（たとえば，前頭部の脳腫瘍で，それまでの行動に異変が出た）との関係の検討が主目的です。近年では脳画像研究法の進歩により，交通事故での脳外傷（TBI; Traumatic Brain Injury）など局所的でないびまん性の脳損傷と行動との関連も扱うようになってきています。

　実験神経心理学は，脳に明確な損傷がない健常者の脳の働きを実験心理学の手法を用いて検討することを目的とします。実験心理学で用いる行動と脳の働きとの関係が脳画像研究法により確認できるようになり，健常者の脳の働き（たとえば，依存症や嗜癖）など，これまで心理学で対象としてきたパーソナリティ特性についても，その脳機能部位との関係が検討されるようになっています。また，加齢に伴う認知機能低下など，行動上の変化と脳機能との関係の検討なども実験神経心理学に分類できます。

　比較神経心理学は，倫理上の問題を指摘される場合もありますが，ヒトでは

1.2 神経心理学の研究分野

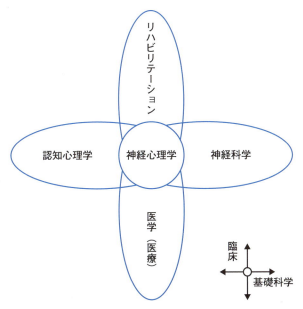

図 1.4　神経心理学と隣接科学分野の関係を示す概念図

不可能な，厳密に統制した脳部位の損傷（たとえば，皮質下の局所的な脳部位破壊）と行動上の変化の検討などが，霊長類や哺乳類の動物を対象に行われる分野をいいます。

　このような研究対象での分類を離れて，神経心理学が他の研究領域とどのような位置関係になるのかを示したものが図 1.4 です。この図からもわかるように，神経心理学の研究は他の隣接研究領域と密接に連携しながらそれぞれに影響し合っています。つまり，学際化は科学分野ではもはや一般的な傾向であり，異なる研究領域の文化（研究手法や，用いられる用語など）にも目配りし，共同で課題の解明に取り組む姿勢が求められます。このような学際化には，共通の基盤として，公正・倫理性を満たした，他者からの批判にも耐えられる科学的な研究法の採用が重要で，エビデンス・ベイスドを基本とした学際研究が求められます。したがって，第 10 章で紹介される研究法の学びはとりわけ重要であるといわなければなりません。

1.3 公認心理師が神経心理学を学ぶ意味について

　2017年に初の心理学の国家資格として公認心理師が定められ，公認心理師制度が始まりました。「Why people do so?」の問いに対峙する心理学は，すべての人間行動の仕組みを対象とする学問です。people が具体的に何を指すか，do が何を想定しているのかで，さまざまな分野の心理学が発達してきたことが示すように，専門職である公認心理師の取り扱う対象は人間行動全般に関わる幅広いものになります。

　わが国の公認心理師制度では，医療，福祉，司法，教育，産業の5領域の専門科目の学びを求めています。それぞれがさまざまな人間の行う行動を対象とするのであり，それらの行動を計画，実行，維持，終止することを可能にしているのは言うまでもなく私たちの脳に他なりません。

　現在は，健常，異常を含めたすべての人間行動と脳・脊髄（中枢神経系）の働きとの関係が解明されているわけではありませんが，神経心理学の進歩は日進月歩の状況にあります。私たちはそれらの新しい研究を常に確認しながら，学び続けることが大切です。

コラム 1.1　高次脳機能

　高次脳機能・低次脳機能という概念を提唱したのは，神経心理学の創始者の一人であるイギリスのヒューリングス・ジャクソン（Hughlings Jackson, J.）です。神経心理学の創成期に旧イギリス連邦の研究者が多かったのは，彼の影響が大きかったからといえます。

　彼の考え方は進化論を背景にしており，**ジャクソニズム**とよばれています。低次脳機能は摂食，摂水，性行動，呼吸，体温調節，姿勢維持など脳幹や小脳に関係する機能を指し，**高次脳機能**は言語，記憶，創造，社会性などの意図的な人間に固有の活動を担う大脳皮質や辺縁系に関係する機能を指すというように，中枢神経系での階層性を想定する考え方です。彼は，中枢神経系の機能は高次なものから壊れていき，低次なものは残存するという法則を提唱しました。認知症の患者が言語，記憶，実行機能などが失われても食欲や性欲は残存するのはこの法則に沿っていることになります。

参考図書

American Academy of Clinical Neuropsychology (2007). American Academy of Clinical Neuropsychology (AACN) practice guidelines for neuropsychological assessment and consultation. *The Clinical Neuropsychologist*, 21, 209-231.

八田 武志（2003）．脳のはたらきと行動のしくみ　医歯薬出版

復習問題

1. 大脳病理学の名称が神経心理学に移行した理由を挙げてください。
2. 神経心理学における離断脳（split brain）研究が果たした役割について述べてください。
3. 神経心理学と隣接領域との関係について述べてください。
4. 公認心理師の仕事に神経心理学がどのような貢献ができるかを述べてください。

第2章 脳の解剖学的基礎

　人間のさまざまな行動を成立させるのは神経系です。したがって，人間行動が対象の心理学の専門家には必須の重要な知識といえます。耳慣れない用語が多く出現して面倒かもしれませんが，本章でその基礎を学びましょう。

　神経系は**中枢神経系**（central nervous system）と**末梢神経系**（peripheral nervous system）に大別されます。中枢神経系は脳と脊髄を総称し，末梢神経系は脳と脊髄と体内のさまざまな部位にある筋肉や器官と連結している神経系を指します。眼，耳，舌，鼻，皮膚などの受容器を介して環境からの刺激を受け入れて脳につなげる伝達路を**感覚神経**（sensory neuron）といいます。一方で，脳から末梢の筋肉や分泌腺に情報を伝える伝達路を**運動神経**（motor neuron）といいます。

　神経系の名称には中枢・末梢神経系の他に**体性神経系**（somatic nervous system）・**自律神経系**（autonomic nervous system）という分類もあります。

　体性神経系は骨格筋とつながる運動神経と内臓以外の感覚受容器と連結する感覚神経の総称で，自律神経系は内臓や血管，胃腸など消化管の働きに関係する神経系の総称です。

　専門用語が多く出現して面倒かもしれませんが，これらは神経心理学的評価や認知機能障害のリハビリテーションには必須の知識です。医療分野のカンファレンス（会議）などでは部位の英語名称や略称が必要とされますので，日本語と英語の両方を覚えるようにしてください。そのため，基本的なものには英語や略称を併記してあります。

2.1　中枢神経系の解剖学的構造

　ヒトは霊長類ヒト科の脊椎動物であり，神経細胞が集まって1本の棒のような脊髄が構成され，その先端が発達して脳になりました。系統発生が進むにつれて脊椎動物の脳は大きくなり，現代のヒトでは，脳全体でおよそ1,300 g

（女子では 1,200 g）の大きさとなりました。これは頭蓋内に収納可能なサイズであり，人種による違いはほとんどありません。大きすぎると支える身体は必然的に大きくなり，たくさんの食料が必要になるので現在のサイズが生存に都合がよかったのでしょう。

脊椎動物の中枢神経系の名称は，表 2.1 に示すように，いろいろな表現の仕方があるので注意が必要です。どの分類レベルで表現するのかということと，

表 2.1　脳の部位名称（八田，2003）

脳 (brain)									⑦脊髄 (spinal cord)
大脳　forebrain (prosencephalon)						脳幹　brain stem			
終脳 end-brain (telen-cepha-lon)	嗅脳 (rhinencepha-lon)	②間脳 interbrain (diencephalon)		③中脳 midbrain (mesen-cepha-lon)	後脳 afterbrain (meten-cepha-lon)	髄脳 narrow brain (myelen-cepha-lon)		
皮質 (cortex)	皮質下 (subcortex)								
①大脳皮質 (cerebral cortex)	辺縁系 (limbic system)	視床 (thala-mus)	視床下部 (hypothal-amus)	基底核 (basal gan-glia)	内包 (internal cap-cule)	④小脳 (cere-bllum)	中脳 (mid-brain)	⑤橋 (pons)	⑥延髄 (medulla oblon-gata)

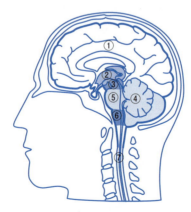

図 2.1　ヒトの脳内を横からみた図（Beaumont, 1988）
図中の数字は表 2.1 の部位にある数字と対応しています。

位置関係を把握しておかないと混乱します。たとえば，下等脊椎動物の大脳は終脳，嗅脳，間脳をまとめて表現しますが，ヒトの大脳は大脳皮質（皮質），辺縁系，視床，視床下部，基底核，内包と細分化した名称を用いるのが一般的です。また，皮質と皮質下の分類で脳機能を説明したりします。図2.1のヒトの脳の横断面の外観図で位置関係を確認しておきましょう。

2.2 脳の構造

　ヒトの脳では，終脳と小脳が他の脊椎動物に比べてよく発達しています。下等脊椎動物とヒトとの違いは，終脳と小脳の働きの違いがもたらします。ヒトの大脳は頭蓋骨に包まれ，大脳縦裂（longitudinal fissure）とよばれる深い溝により，左右同じような形状のものがあり，それぞれを左半球（left hemisphere）または左脳，右半球（right hemisphere）または右脳とよびます（図2.2）。左右脳は，図からは確認できませんが，底の部分で脳梁（corpus

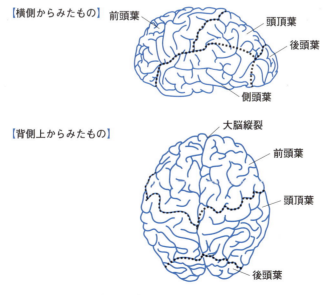

図2.2　ヒトの脳を横および上からみた図 (Kolb & Whishaw, 1980)

callosum）とよぶ薄い神経線維の帯でつながっています。したがって，左右脳は常に情報のやりとりをしており，1つの脳として働きます。

2.2.1 大　脳

大脳は皮質（cortex）と皮質下（subcortex）から構成されています。皮質は神経細胞体の集まりである灰白質（grey matter）と，神経線維の集まりである白質（white matter）からなり，灰白質が白質を包み込むようになっています。白質の中にも神経細胞体の集まった塊があり，それを神経核（nucleus）といいます。

灰白質の盛り上がっている部分は回（gyrus），これを分離しているのが裂（fissure）と溝（sulcus）です。大きな回や溝を基準にして，前頭葉，頭頂葉，側頭葉，後頭葉が区別されます。外側溝の奥には島（insula）とよぶ大脳皮質が隠れています。解剖学で用いられる部位の名称は，この3つの語と図 2.3 に示す方位（前：anterior，後：posterior，内：medial，外：lateral，背側：dor-

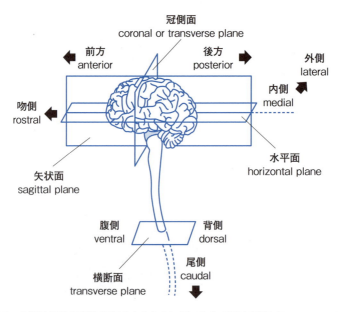

図 2.3　中枢神経系の部位を表示するために用いられる基本用語（Beaumont, 1988）

sal，腹側：ventral，吻側：rostral，尾側：caudal）の組合せでできているので，基本的な用語として覚えるようにしてください。

　大脳皮質は4～6層の細胞体で構成されています。言葉や学習，問題解決など他の脊椎動物にはできない知的な活動を可能にする部位です。一部の霊長類でも知的活動は可能なことがありますが，そのレベルは低いものであり，高次脳機能はヒトだけが可能といっても過言ではありません。ヒトは高次脳機能を発達過程で着実に獲得し，社会性を身につけることで人間になることができるのです。皮質下は，動機づけ，情動，記憶，運動コントロールなどに関係する部位です。皮質下の働きはネコやイヌなどの哺乳類とも共通するものです。

　皮質下は，**視床**（thalamus），**視床下部**（hypothalamus），**基底核**（basal ganglia），**辺縁系**（limbic system）などから構成されています。基底核も辺縁系も，太陽系が地球や火星などから構成されるのと同じようにいくつもの神経核からなる系です。図2.4は皮質下の構造を示したものです。

　視床は，末梢からの情報を脳に伝える**求心性（上行性）感覚路**の終点であると同時に，脳から情報を末端部分に伝える**遠心性（下行性）運動路**の出発点でもあります。感覚情報は最終的には皮質に伝えられて意図的コントロール（随意コントロールともいう）を受けます。感覚および運動系の末梢神経の終点は

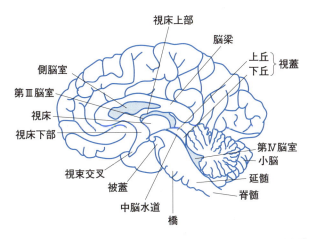

図2.4　ヒトの脳の内部を横からみた図（Kolb & Whishaw, 1980）

コラム 2.1　運動コントロール

　運動コントロールは**錐体路系**と**錐体外路系**の2つのシステムが行っています。運動コントロールの大半を担う錐体路系は大脳皮質の運動野の錐体細胞から中脳を経て脊髄に至る経路です。脊髄では，運動ニューロンの軸索が末梢部位の筋肉と連結しています。脳幹部で8割が交差している経路なので，脳の片側に損傷が生じると損傷側とは反対側の随意的な筋肉運動に障害が生じます。脳の1次運動野の部位と身体の部位にはトポロジカルな対応関係があり，微細で巧緻な運動を担う1次運動野の面積は広く，粗大な運動を担う面積は狭いという特徴があります。1次運動野は感覚の生起や運動に直接関係する部位が明確に規定できる領野のことで，2次運動野は感覚を知覚に変換する部位，3次領野は感覚の統合に関わるとされ，ヒトでは一番広い面積を占めています。

　一方，錐体外路系は錐体路系とは異なり視床，基底核，小脳を経由する拡散的な系で，不随意運動に関連します。滑らかな運動，バランスなどは意識しないでも可能なので**不随意運動**といいます。このように2つの系が混じっているために，脳の損傷による運動の障害には，失行，運動失調，麻痺，不全麻痺などさまざまなタイプが生じます。

視床ですから，視床の損傷はけいれんや振戦，運動コントロールの悪化をもたらします。

　視床下部は生命維持に関係する，摂食，摂水，睡眠，覚醒，攻撃，逃走，性行動の司令塔です。その損傷はこれら生命維持活動に関わるさまざまな問題を生じさせます。視床下部は**内分泌系**をコントロールする部位でもあり，損傷の影響は多岐にわたることになります。

　基底核は**尾状核**（caudate），**黒質**（nigra substantia），**被殻**（putamen）などの神経核から構成されています。運動コントロールに関係が深く，視床と視床下部の働きとも関係しています。この部位の損傷は運動コントロール障害を生じさせます。

一方，**辺縁系**は，**海馬**（hippocampus），**扁桃体**（amygdala），**中核**（septum），**視床下部**を含む系です。辺縁系は情動，記憶，学習，攻撃，性行動と強い関係があります。また，皮質と脳幹の両方と協応関係にあります。辺縁系の損傷は不適切な情動行動をもたらすことになります。

大脳の内部は**白質**，**基底核**，**側脳室**（ventricle）の3つから構成されています。

白質は神経線維からなり，以下の3種類に大別できます。

1. 連合線維

左右それぞれの半球の中でいろいろな部位との間をつなぐもの。

2. 交連線維

左右の半球の間をつなぐもので，ほぼ対称的な部位間をつなぐもの。脳梁，前交連，海馬交連から構成されます。

3. 投射線維

感覚神経や運動神経のような身体の各部位と脳とをつなぐもの。

側脳室は左右の半球の内部に対称的に存在する1対の空間のことで，**脳脊髄液**（髄液ともいう）が入っています。この空間は腫瘍や血腫などが原因で狭くなり，老化などで白質がなくなっていくと広くなります。脳脊髄液は血液と同じようにさまざまな組織を循環するので，通過してきた脳や脊髄の様子を探る重要な情報源なのです。

2.2.2 小　　脳

小脳は，重さが130gほどの器官で，運動調節器官です。これまでは主に姿勢の調節や運動の巧緻性に関係するだけと考えられていましたが，最近ではそれだけでなく，記憶などの認知や情動機能にも重要な役割を果たしていることが明らかになりました。このことは小脳と前頭葉との間に視床を介した神経経路があることを意味します。小脳の損傷は姿勢や運動調節がうまくいかなくなるだけでなく，記憶や問題解決などの高次脳機能にも影響があると考えられます。小脳の形状と位置は図2.5 に示します。

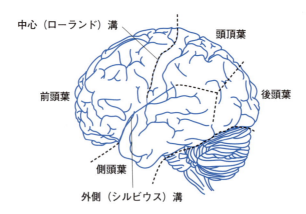

図 2.5 大脳と小脳の位置関係，および大脳の領野 (Beaumont, 1988)

2.2.3 脳　幹

　脳幹は脊髄の先端に位置する棒状のもので，左右の大脳半球とつながっています。前方から中脳，橋，延髄に区分できます。脳幹では灰白質と白質の区分が明確に分かれておらず，網目状に混ざり合っています。このことから網様体 (reticular formation) ともいわれます。脳幹は求心性の感覚情報を覚醒させて視床や大脳皮質などにつないで高次脳機能を可能にします。そのため，網様体賦活系 (Reticular Activation System; RAS) ともよばれ，大脳の全体的な活動水準を保ち，注意や意識を覚醒水準に維持する働きをしています。この部位の損傷は昏睡状態を生じ，それが持続すると生命の維持も危うくする場合があります。

2.2.4 脊　髄

　脊髄は背骨の中にあります。ヒトでは約 45 cm の長さで，脊髄の両端からは 31 対の脊髄神経が出ています。それらは，頸神経 8 対，胸神経 12 対，腰神経 5 対，仙骨神経 5 対と尾骨神経 1 対です。脊髄神経が脊髄から出るところは腹側（前根；ventral root）と背側（後根；dorsal root）の 2 つに分かれます。前者は運動神経の束であり，後者は感覚神経の束です。したがって，損傷は運動障害や感覚障害をもたらすことになります。

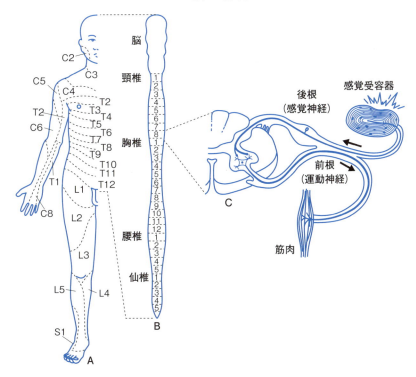

図 2.6　脊髄の横断面と身体皮膚肢節（Kolb & Whishaw, 1980）
Aは身体皮膚肢節，Bは脊髄の分節，Cは脊髄の断面。

　脊髄の横断面（図 2.6 右）が示すように，神経細胞の集まりである灰白質は大脳と異なり中央部に，神経線維の集まりである白質は外側に位置しています。神経線維の束は同じ働きのものが位置して信号を伝えるので**神経伝導路**といいます。脊髄には，末梢から感覚信号を伝える神経伝導路（したがって求心性），運動信号を伝える**錐体路**（pyramidal tract），**錐体外路**（extrapyramidal tract）（したがって遠心性）の3種類が存在します。錐体路は大脳皮質から脊髄に直接つながる経路で素早い運動命令を伝えます。一方，錐体外路は基底核や脳幹を経由してゆっくりとした運動命令を伝えます。
　感覚伝導路も運動伝導路も頸部で交差しており，身体の右半分の信号は左半球に，左半分の信号は右半球に伝えられます。したがって，右脳に損傷が生じると左半身に，左脳の場合には右半身に障害がもたらされることになります。

表 2.2 脳神経とその働き（八田，2003）

脳神経	起点	働き
嗅神経	大脳	臭い
視神経	間脳	視覚
動眼神経	中脳	眼球運動（まばたき）
滑車神経	中脳	眼球運動（上下の運動）
三叉神経	延髄	皮膚，舌，顎の運動
外転神経	延髄	眼球運動（横の運動）
顔面神経	延髄	顔の筋肉運動
聴神経	延髄	聴覚
舌咽神経	延髄	舌，咽頭
迷走神経	延髄	肺，心臓，腎臓，胃，腸
副神経	延髄	肩の運動
舌下神経	延髄	舌と首の運動

2.2.5 脳神経

　脳から出る末梢神経は**脳神経**とよばれ，表 2.2 に示す 12 種があります。大部分は脳幹から出ています。したがって，脳幹は呼吸，唾液分泌，消化管の運動のような生命の維持に欠かせない働きをしています。眼球運動や瞳孔の収縮もこの部位に関係があり，脳の活動の確認に瞳孔反射を検査するのは，脳幹の働きに問題がないかを確認しているのです。

2.3 脳の領野

　前述したように，大脳皮質は表面の大きなくぼみ（**外側溝**や**中心溝・裂**）を基準に左右の前頭葉，頭頂葉，側頭葉，後頭葉の領野で表現することがあります。これは脳の部位と働きとの関係をマクロに表すのに便利なためです。図 2.7 はヒトの脳を左側からみた横断面です。野球のグローブのようにみえます。表 2.3 は部位と機能との関係を大まかに示したものです。それぞれの領野について簡単に紹介します。厳密にいうと左右側で働きは同じではなく，この違いを**ラテラリティ**（laterality）とよんでいます。

2.3 脳の領野

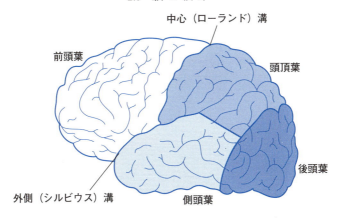

図 2.7　部位からみた脳の区分（Stirling, 2000）

表 2.3　脳部位と関連する機能との関係（八田, 2003）

	脳の部位	脳の機能
前頭葉	運動野，運動前野 前頭前野	一次，二次の運動コントロール，言葉の流暢さ 反応への順応性，系列の計画，言語の調節，直後記憶，問題解決
	ブローカ領野	言語表出
	眼窩領野	人格，社会的行動
側頭葉	前方部 上方部 中央，下部	性行動，経験に基づく行動 聴感覚，知覚，書字，言語理解，言語知覚，音楽能力 三次の視覚機能，視―聴覚統合，長期記憶，対連合記憶，顔の認知
頭頂葉	前方部 後方部	身体感覚，身体内感覚，物の視覚認知 意図的行動，構成能力，描画，読み，発話の知覚，空間定位，左右弁別，計算，視―触覚統合
後頭葉	前方部 後方部	視知覚，読み 一次視覚野

1. 前頭葉（frontal lobe）

　最先端部にあたり，脳全体の3割を占める大きな面積の部位です。発生学的には一番遅くまで進化した部位で，ヒトでは霊長類に比べて大きく，運動と，人間に特有な高次の心的機能（言語，問題解決，記憶の出し入れ，衝動の制御，

など）をコントロールしています。

したがって，この部位の損傷は程度による違いがありますが，さまざまなレベルでの高次心的活動障害をもたらします。認知症の中でもこの部位の損傷が特徴的な場合は，人格の変容につながる症状がみられます。

2. 側頭葉（temporal lobe）

グローブの親指の部分に相当する部位です。上方は聴覚，下方は顔の認知に関係が深く，聴覚では左脳は**言語音**，右脳は**情動音**や**韻律**（**プロソディ**；prosody）の理解に関係が深いというラテラリティがあります。この部位の損傷は聴覚機能に問題を生じたり，顔を見るだけでは誰か同定できない**相貌失認**（prosopagnosia）を生じたりします。

3. 頭頂葉（parietal lobe）

脳の上方に位置し，触覚，視覚機能に関連する部位です。自分の位置情報を正確にとらえる働きもしています。この部位の損傷は**触覚失認**という，手で触ったものが何かわからない症状や自分の病室の位置がわからなくなるなどの症状をもたらします。

4. 後頭葉（occipital lobe）

脳の最後尾で小脳の隣接部位です。視覚情報の入力に関係が深く，色や物の形の処理に対応しています。この部位は損傷されると視覚が失われ，**皮質盲**（cortical blindness）が生じます。

2.4 内分泌系

内分泌系は特別な物質である**ホルモン**を血液中に出すシステムです。ホルモンは身体中の細胞まで運ばれ，広い範囲に影響力をもち，身体の基本的な代謝をコントロールしています。**内分泌腺**は**図 2.8** に示すように 8 カ所から**ホメオスタシスの原理**に基づいて分泌されます。ホメオスタシスとは，細胞や組織の働きを定常に保つように分泌量を多くしたり減少させたりして，平衡状態を維持しようとする仕組みのことです。

内分泌腺から出るホルモンの役割は 8 カ所で異なっています（**表 2.4** に主な

2.4 内分泌系

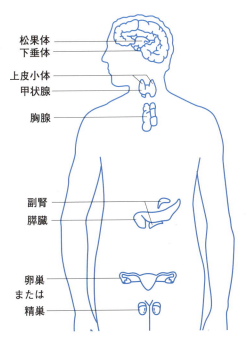

図 2.8 主な内分泌腺の身体での位置 (Taylor et al., 1982)

表 2.4 内分泌腺の主な働き（八田，2003）

内分泌腺	主な働き
松果体	月経開始に関係
下垂体	全体的調節器官として働く。成長，水分のバランス，ホルモン分泌をコントロール
上皮小体	カルシウム代謝の調節と神経系の一般的活動の調節
甲状腺	活動性，疲労，体重の調節，情動に影響
胸腺	リンパ，免疫反応に関係
副腎	ステロイドホルモン（コルチコイド）の産出，塩分と炭水化物代謝の調節，アドレナリンとノルアドレナリンの分泌によって情動に影響
膵臓	インスリンにより糖分の代謝の調節
生殖腺	（男性では睾丸，女性では卵巣）性による外観の違いを生じ，その維持に関係

働きをまとめてあります）。脳下垂体や副腎，生殖腺は人間の行動を理解する上でとりわけ重要な分泌腺です。

2.5 自律神経系

自律神経系（Autonomic Nervous System; ANS）は，中枢神経系，末梢神経系の両方に含まれます。したがって，身体中のどこでもその影響を受けることになります。そのコントロール・センターは視床下部にあり，内分泌系の調節に関係しています。視床下部から出た自律神経系は脳幹の網様体賦活系と作用し合いながら脊髄に入り，交感神経（sympathetic nerve）と副交感神経（para-sympathetic nerve）に分かれます。交感神経は脊髄の中央部から出て，血管，汗腺，筋肉，頭，首，喉，腸，ペニスなどに至っています。副交感神経は脊髄の上部と下部から出て，主に頭と内臓につながっています。

交感神経と副交感神経の働きは，ほぼ補い合うようになっています。交感神経は「闘争と逃走」に関係した急激で激しい身体反応の生起（たとえば，心拍の上昇，発汗，瞳孔の拡大），副交感神経は「リラックス」に関係する活性状態の終止や体力の温存に関係する状態（心拍の鈍化，消化管の活動，ペニスの勃起など）を生むようになっています。

自律神経系の働きは，心拍，発汗，瞳孔の大きさを測定することで間接的ではありますが検知可能です。生理心理学の分野で心拍を測定する心電図や血圧，呼吸曲線，発汗などが用いられるのはそのためです。「嘘発見器」とよばれるポリグラフは，自律神経系の働きを複数測定することで身体に現れる心的な動揺をとらえようとしているのです。ただ，嘘発見器の信頼性については一致した見解はまだありません。

2.6 内分泌腺と自律神経系の関係

脳下垂体と副腎は中枢神経系と直接的なつながりがあります。とくに脳下垂体と視床下部とは密接な関係があり，内分泌系の働きと共応しています。脳下

2.6 内分泌腺と自律神経系の関係

垂体の出すホルモンは間接的に他のホルモンの製造分泌を調整する役割をしています。視床下部は前頭葉をはじめとする大脳皮質の働きと関連しているので，このような複雑に入り組んだ関係は，脳が1つのシステムとして働くことを示しています。たとえば，不安や緊張などの**心理的ストレス**は気温や湿度，騒音などの物理的ストレスと同じように，内分泌系の働きに影響を及ぼすことになります。もちろんストレスへの感受性には個人差があります。

視床下部は自律神経系のコントロール・センターなので，ストレスは脈拍の増加，呼吸数，血圧，血糖値などに影響することになります。大脳皮質―視床下部―交感神経―副腎皮質系というループが**神経伝達物質**の分泌を調整しているのです。

自然状況では自律神経系と内分泌系は，逃走，防御，損傷などへの対応に共同して作用します。しかし，ホルモンは身体の成長，性機能，免疫力などを減退させる働きもあり，身体の活動に問題を生じさせることもあります。**心身症**（psychosomatic illness）はストレスにより身体活動に問題が起き，身体器官の働きを壊すことで生じる病気です。

コラム 2.2　神経伝達物質

神経細胞間に情報を伝える役目をしているのが**神経伝達物質**です。神経細胞同士は直接つながっていません。神経伝達物質は，**シナプス**という部位で信号の送り手側の細胞の端から放出され，隣の神経細胞がそれを受け取り細胞間で信号が送られます。1つの神経細胞端末にはたくさんの受け手側の細胞があり，分泌される神経伝達物質には信号伝達を促進するもの（アセチルコリン，アドレナリン，ドーパミンなど）と抑制するタイプ（GABA，グリシンなど）があります。

コラム 2.3　認知リハビリテーション

　認知リハビリテーションとは，認知機能を脳損傷で後天的に失った場合に，その回復を目指すリハビリテーションのことをいいます。「**神経心理学的リハビリテーション**」ということもあります。高次脳機能の残存状態を評価し，脳損傷からの自然回復が期待できる6カ月間は注意機能に焦点を当てて，**機能的アプローチ**が計画されます。残存機能を用いて失われた機能の代償を模索する**代償的アプローチ**，失われた機能の影響を最小限にすることを目指す**環境調整的アプローチ**へと，時間軸を考慮しながら訓練が行われます。これらの訓練プロセスでは，家族の支えや，本人のモチベーションを維持するための心理的サポートが必須で，公認心理師の役割が重要となります。

参考図書

八田 武志（2003）．脳のはたらきと行動のしくみ　医歯薬出版
Beaumont, G. (1988). *Understanding neuropsychology*. Oxford, UK: Blackwell.
Kolb, B., & Whishaw, I. Q. (1980). *Fundamentals of human neuropsychology*. San Francisco, CA: Freeman.

復習問題

1. 前頭葉，頭頂葉，側頭葉，後頭葉のそれぞれの主な役割を説明してください。
2. 内分泌腺の人間行動に果たす役割について説明してください。
3. 小脳の機能について説明してください。
4. 随意運動と不随意運動コントロールについて神経系の差異が明らかになるように説明してください。
5. 自律神経系について説明してください。

第3章 脳の側性化
——左右大脳半球機能差

　書店に並ぶ本の中に,「脳」がつくタイトルのものが多くみられます。テレビ番組でも脳に関係する話題が取り上げられます。このようないわゆる「脳ブーム」は,左脳と右脳で働きが異なる,という知見がベースとなっていることが少なくありません。ここでは,科学的な視点からみた脳機能の左右差(ラテラリティ)についてみていきます。

3.1　側性化とラテラリティ

　側性化 (lateralization) とは,左右どちらかの側に偏ることを意味しています。つまり,左と右に同様の器官がある場合,どちらか一方の器官の機能(働き)が優れることを指しています。たとえば,箸を右手で使う,左足のほうが強くボールを蹴ることができる,右眼の視力のほうが良い,などです。神経心理学において重要なのは,感覚,運動器官の側性化よりも,脳の側性化 (brain lateralization),つまりラテラリティ (laterality) です。

　図3.1にも示すように,脳は左右1対の大脳半球からなっています。この左右大脳半球は,もっとも太い神経線維である脳梁によってつながっています。一見すると,左右半球の形や大きさなどは左右対称であるようですが,実は機能,働きには違いがあります。これまで健常成人を対象にした膨大な研究から,多くのラテラリティが明らかになっています。健常な成人のラテラリティについてまとめたものが表3.1です。留意すべきことは,このような健常成人の左右差は,相対的な優位性であり,利き手や年齢によって異なることです(八田,2003)。

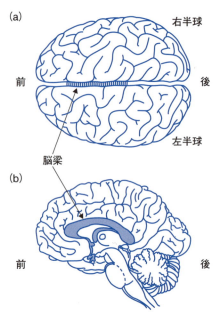

図 3.1 脳梁で結合された左半球と右半球 (Blakeslee, 1980)
(a) 背側からみたところ。
(b) 矢状面で切って右半球を内側からみたところ。

表 3.1 各種機能と優位半球 (八田, 2003)

機能	左半球優位	右半球優位
視覚	文字　単語　文章 漢字熟語	幾何学図形　顔 漢字一文字
触覚		点字　図形の認知　立体物
運動	微細な随意運動	
記憶	言語的記憶	映像的記憶
言語	発話　読み　書字 計算	
空間処理	事象系列順序の解析	地理　方向感覚 図形の心的回転　イメージ操作

　左右大脳半球には構造上でも左右差が認められます。図 3.2 に示すように，シルビウス溝（外側溝）は右半球のほうが短く，大きい角度で上へ曲がっています。言語機能と密接な関係をもつ側頭平面の面積は左半球のほうが広いこともわかっています（Geschwind & Levetisky, 1968）。

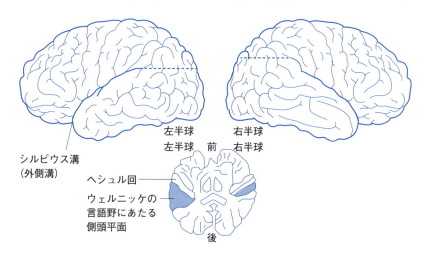

図 3.2 左右半球の構造上の非対称性（Geschwind & Levetisky, 1968）

3.2 ラテラリティの世間への認知

　ラテラリティが世間に認知されたのは，スペリー（Sperry, R. W.）が行った離断（分離）脳研究の成果によります。脳梁を切除手術された患者が離断脳患者です。この手術は，脳の異常な電気的活動によるてんかん発作をもつ患者に対する治療として行われていました。脳内の異常電気活動の脳全体への拡散を防ぐために脳梁の切断が行われ，一定の治療効果をもたらすだけでなく，副作用も比較的少なく通常の認知機能を維持できるとされていました。

　スペリーは，離断（分離）脳患者を対象に行った研究で1981年にノーベル医学・生理学賞を授与されました。この知見が発表されるまでは，左半球は言語脳，特にしゃべることができる脳で，優位脳であると認識されていました。これに対して右半球は，特に役割もない劣位脳とまでいわれていました。しかし，離断（分離）脳患者を対象に行った研究成果から，右半球は，言語をある程度理解できること，顔の認識，視覚空間の処理に関する機能など，重要な働きを有し，これらの機能が左半球よりも優れていることが明らかになりました。

　左右半球間の情報伝達ができない離断（分離）脳患者に対して，スペリーは図3.3に示すような手続きで多くの成果をあげました。この手続きは，左右視

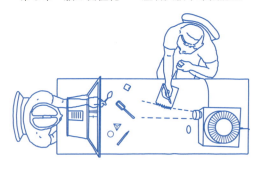

図 3.3 スペリーらが使用したラテラリティを調べるための基本的な実験方法
(Gazzaniga & LeDoux, 1978)

野や左右手などは反対側の半球が制御していることに基づいています。これは**対側性（交叉性）支配**とよばれています。たとえば図 3.3 に示すように，スクリーンの中心を凝視している間に，その中心から右視野あるいは左視野に情報が呈示された場合，その情報は視野の対側半球に最初に投射されます。注意してほしいことは，図 3.4 からもわかるように，右眼球から左半球，左眼球から右半球に情報が投射されているわけではないことです。健常な脳では，視野の対側半球に最初に入力された情報は，脳梁などを介して対側半球（視野の同側半球）にも伝達されますが，離断（分離）脳患者では対側半球に伝達されません。図 3.3 では離断（分離）脳患者への実験例を示しています。左視野に「スプーン」と瞬間呈示され，患者には何が見えたか報告することが求められます。発話機能をもつ左半球には「スプーン」の情報は伝達されていませんので，口頭での報告はできません。しかし，視野の外に置かれている物品の中から左手（右半球）で呈示されたものを探し出すことはできるのです。つまり，右半球は「スプーン」が何かを理解し，左手を制御し，探索して見つけることができるのです。さらにおもしろいことに，手に取ったものが何かを離断（分離）脳患者に尋ねると，「わからない」と答えます。これは「左半球」が答えているのです。

　視空間的，特に操作を含む空間的な能力が，右半球のほうが優れていることも離断（分離）脳患者研究によって明らかにされました。先ほどと同様に，左右一側視野に積木模様パターンを瞬間呈示し，視野の対側の手でいくつかの見

3.2 ラテラリティの世間への認知   29

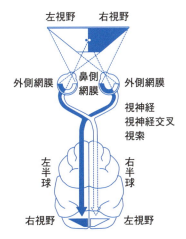

図 3.4　左右視野と対側半球までの視覚経路（Gazzaniga & LeDoux, 1978）

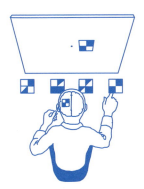

図 3.5　積木模様を右視野に瞬間呈示し，右手で反応を求めた実験例
（Bogen & Gazzaniga, 1965）

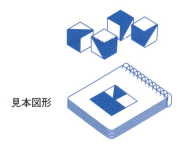

図 3.6　積木模様課題（Bogen & Gazzaniga, 1965）

本から探し出すよう求めた場合（図 3.5），左右半球の成績に違いはありませんでした。一方，図 3.6 に示すような見本図形を，立方体を使って，片手で構成するように要求されたところ，左手（右半球）は右手（左半球）よりも素早く構成することができました。つまり，この結果からは操作を含む空間的能力において，右半球が優れていることが推察されました。

以上のように，左右半球が独立に働く特性をもつ離断（分離）脳患者を対象にして，左右大脳半球の機能差，ラテラリティが明らかにされたのです。

3.3 ラテラリティの測定方法

健常者を対象にラテラリティを測定する方法には，**行動指標，電気生理学的指標，脳機能イメージングからの指標**があります。以下に主なものを紹介します。

3.3.1 行動からのアプローチ

視覚機能からラテラリティを測定する方法は，スペリーの離断（分離）脳患者の方法と同じです（図 3.4, 図 3.5 参照）。つまり，凝視している点から左，あるいは右視野に瞬間的に視覚情報を呈示し，その刺激に対する何らかの反応を要求します。たとえば，文字の同定であったり，刺激対の異同判断であったり，顔刺激の性別判断であったりします。認知成績（反応時間や正答率）の左右視野差から左右半球の優位性を推測します。この方法は**一側視野瞬間呈示法**とよばれます。右（左）視野の成績が左（右）視野の成績よりも優れた場合，左（右）半球優位性が推測できます。

この研究方法は，認知心理学が提案した情報処理的考え方をラテラリティ研究に取り入れて活用されています。この方法を使って，処理水準の深さや処理方略の差異がラテラリティを規定するとする多くのモデルが提案されています。この方法は厳密な手続きの統制が必要です。具体的には，ヒトが 1 点を凝視し続けることが可能な間（200 ミリ秒）に，瞬間的（通常実験では 150 ミリ秒以下）に，限られた範囲（凝視点から視角にして 2.5° から 7°）で刺激を呈示し

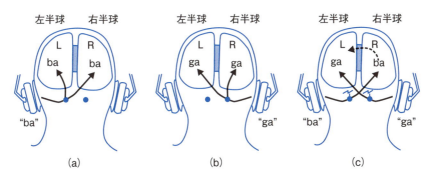

図 3.7 健常者での両耳分離聴法におけるキムラのモデル (Springer & Deutch, 1993)

なければなりません。したがって、凝視の統制が難しい子どもへの適用には向いていません。

これに対して、比較的適用年齢範囲が広く、臨床場面でも使用可能なのが聴覚機能からのアプローチです。聴覚機能からラテラリティを推定する**両耳分離聴法**（Dichotic Listening Test）は、もともと、ブロードベント（Broadbent, 1952, 1954）が注意の研究に開発したものをキムラ（Kimura, 1973）が神経心理学的研究に応用したものです。左右の耳から同時に異なる情報が呈示され、その情報の報告を求めます。図 3.7 (a)(b) に示すように、各耳からは反対側の半球への神経経路だけでなく、少ないながら同側半球にも神経経路が存在します。重要なことに、両耳から同時に情報が呈示されたときだけ、同側経路が遮断されることが明らかになっています（図 3.7 (c)）。したがって、図 3.7 (c) に示すように、左右耳から異なる情報が同時に呈示された事態では、情報は各耳から最初に対側半球に入力されます。最初に投入された情報は、脳梁を通じて対側半球に転送されますが、転送中にノイズが混じります。したがって、左右各耳の報告数は対側半球の機能を反映していると推測します。つまり、ある課題において右耳優位性を示した場合、その課題の遂行においては左半球優位であると推測できるのです。

図 3.8 には、キムラ（Kimura, 1973）が両耳分離聴法を使って明らかにした聴覚—音声系のラテラリティ（耳優位性）をまとめています。左半球（右耳）優位性、右半球（左耳）優位性のそれぞれの比が 1 を超えていれば非対称性が

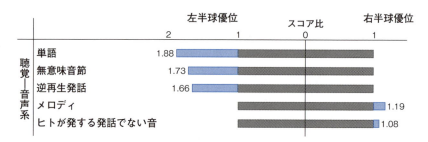

図 3.8 健常成人を対象とした両耳分離聴テストで明らかとなったラテラリティ
(Kimura, 1973)

あり，さらに数値が大きいほどラテラリティの程度が大きいことを示しています。音声単語の左半球優位性が大きいこと，メロディの右半球優位性が比較的大きいことがわかります。

3.3.2 電気的活動からのアプローチ

脳内に存在する140億以上の神経細胞の樹状突起では，常にシナプス電位変化が生じています。この電位変動を頭皮上に取りつけた円盤状の電極から導出し，増幅して記録したものが脳波（Electroencephalogram; EEG）です。1929年にバーガー（Berger, H.）が，ヒトの脳から脳波を記録したことをはじめて報告して以来，脳波の特徴と行動との関連性を探る膨大な研究がスタートしました。

脳波のパターンは，周波数によって分類されます。1秒間に8〜13回の振動を示すアルファ（α）波（8〜13Hz）は，閉眼安静時にもっとも多くなります。覚醒時の心的活動が生じるときにはベータ（β）波（13〜30Hz）が出現します。

このような脳波パターンの特徴を使って，ガリンとオーンステイン（Galin & Ornstein, 1972）は，言語活動ならびに視空間的課題遂行中の脳波を記録しました。その結果，アルファ波の減少の左右半球非対称性が課題によって異なることが観察されました。具体的には，アルファ波の減少は，視空間的課題を遂行している際には右半球が大きく，逆に言語課題を遂行している際には左半球が大きくなることが明らかになりました。

脳波は，脳の活動の全体的なパターンであって，特定された刺激に対する特定の活動パターンではありません。したがって認知過程を探るには向いていないともいえます。この短所を補うのが**事象関連電位**（Event Related Potential; ERP）です。脳波が生きている限り絶え間なく自発的に出現するのに対して，事象関連電位は音や光など特定の事象に関連して一過性に生じる脳電位です。事象関連電位は時間軸に沿って複数の測度が入手できるため，認知過程について推測することに優れています。刺激の入力（入力前）から反応出力（反応出力後）までの過程を継時的に測定できるのです。

顔，自動車，無作為模様の弁別を行う際の事象関連電位を測定した結果が**図3.9**に示されています（Rossion & Caharel, 2011）。視覚刺激が呈示されてから170ミリ秒前後に後頭側頭部に出現する陰性の電位（N170成分）は，顔に特有な成分であることがわかっています。この結果でも，顔呈示時のN170成分は，自動車のN170成分よりも陰性の電位が大きいことがわかります。さらに重要なのは，顔に対するN170成分は右半球での振幅が左半球よりも大きいのに対して，自動車に対するN170成分には左右差がみられません。このことは，

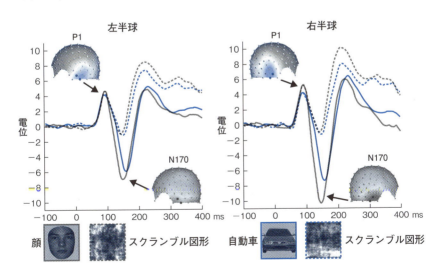

図3.9 **顔，自動車，スクランブル図形呈示時に左右各半球の後頭側頭部に出現する陰性の電位（N170）**（Rossion & Caharel, 2011を改変）

行動指標や脳機能イメージングからの指標などからも明らかになっている顔認知の右半球優位性を支持するものです。

3.3.3　脳機能イメージングによるアプローチ

　生きている脳内の各部位の生理学的な活性を測定し，それを画像化する手法を総称して脳機能イメージングとよびます。中でも近年発展がめざましく，よく使用されているのが磁気共鳴画像法（MRI; Magnetic Resonance Imaging）です。この技術は，脳の構造を非侵襲的に測るもっとも優れた方法です。X線（レントゲン）とは原理的に異なり，弱い電磁波を用いるため人体には影響がありません。位置的に接近した2点を区別できる能力（空間分解能）が非常に高いのも特徴です。また，多様で立体的な断層画像も得られます。

　磁気共鳴機能画像法（fMRI; functional Magnetic Resonance Imaging）は，MRIから得られる脳構造情報上に，脳の認知活動がどこで起きているのかが画像化されるものです。与えられた課題を実施している際の，神経活動による局所脳血流量の変化を検出しています。現在では，fMRIが脳機能局在研究において中心的な役割を担っています。

　fMRIを使ったアプローチには，2つの代表的な実験手続きがあります。一つはブロックデザインです。10数秒から1分単位（ブロック）からなる実験条件と，同じ時間からなる別の条件（統制条件など）が与えられます。そしてこの2条件間の信号変化を比較し，脳内活動部位を推定するのです。もう一つは，事象関連デザインです。先に紹介した事象関連電位（ERP）と同様に，各試行（刺激）に対する信号の変化をとらえます。

　丸山ら（2013）は，ブロックデザインを使って，言語優位半球の同定手続きの開発を目指しています。その一部を紹介します。視覚的に呈示されたひらがな1文字（例：「あ」）から始まる単語を30秒間想起する条件（語想起心内発話条件；実験条件）と「＋」を30秒間注視する条件（統制条件）を用意し，両者の賦活を比較しました（図3.10（a））。11人の右手利きの健常成人に実施した結果が図3.10（b）です。両条件間で賦活の差が認められた脳部位が示されています。運動性言語中枢ともいわれる左半球のブローカ野の賦活が認めら

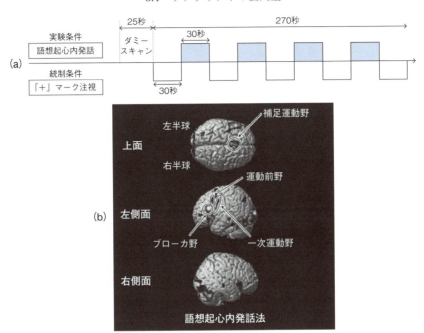

図 3.10　fMRIでの言語優位半球の同定手続き (a) と2条件間の賦活差 (b)
（丸山ら，2013を改変）

れます。右半球の相同部位には賦活は認められません。これは，ブロックデザインが言語優位半球の同定手続きとして有効である可能性を示唆しています。

3.4 ラテラリティの個人差

3.4.1 利き手とラテラリティ

　周りには右手利きの人が圧倒的に多いことは，誰もが気づいていることだと思います。私たちが普段使うハサミや包丁のような道具も，右手利き用のものがほとんどです。社会生活の中で使われている多くの機器も右手利きに有利に作られています。電車の自動改札機のタッチ部分が右側にあるのも，その例です。右手でカードを持ってタッチすることが前提で作られているのです。表3.2にはさまざまな文化圏での右手利きの割合が示されています。実際のとこ

表 3.2　さまざまな文化圏での右手利きの割合 (Porac & Coren, 1981 を一部改変)

研究	国名	対象者	右手利きの割合 (%)
ポラックとコレン (Porac & Coren, 1981)	アメリカ・カナダ	児童・成人	88.0
ドーソン (Dawson, 1972)	オーストラリア	成人	89.5
テンら (Teng et al., 1976)	台湾	児童・成人	94.0
ベックマンとエルストン (Beckman & Elston, 1962)	スウェーデン	成人	94.6
八田・中塚 (1975)	日本	成人	96.9
ローズとデーモン (Rhoads & Damon, 1973)	ソロモン諸島	児童・成人	97.2
ドーソン (Dawson, 1972)	香港	成人	98.5

ろ，どの文化圏でも約9割が右手利きで，右手を好んで使うことは人類共通の行動特徴の一つです。

　この行動上の左右非対称性（利き手）は，ラテラリティ（脳の側性化）が生起要因であると考えられています。これまでも述べてきたように，言語と左半球優位性はもっとも顕著なラテラリティです。ヒトにとって重要な機能の一つである言語を優位に制御する左半球は優位脳ともいわれてきました。さらに手や足と脳との神経伝達路はおおむね交叉してつながっています。これらのことから1865年にブローカ (Broca, P. P.) は，「利き手の対側半球，つまり右手利きのヒトの場合は左半球が，左手利きのヒトの場合は右半球が，それぞれ話している」と主張しました。この考え方は20世紀まで影響力がありましたが，次の知見によって，利き手と言語半球の関連性が明確となりました。

　ラスムッセンとミルナー (Rasmussen & Milner, 1977) は，発話する半球と利き手との関係を明らかにする貴重な証拠を提供しています。脳外科手術をする患者がどちらの半球で発話しているか，つまり言語中枢はどちらの半球なのかを手術前に知っておくことは非常に重要です。彼らは，そのような機会を使って，262人の患者を対象に，ワダ法による言語中枢の推定と利き手の測定を行いました。ワダ法では，内側頸動脈にアミタールソーダを注入し，片方の半球を一時的に麻痺させます。患者には数字のカウント（例：「109，110，111，……」）をお願いします。注入時は数のカウントができていますが，しばらくしてカウントが止まった場合は，その半球に発話中枢があると推定します。表

3.4 ラテラリティの個人差

表 3.3　利き手と発話機能のラテラリティとの関連性（Rasmussen & Milner, 1977）

利き手	人数	発話機能の局在（%）		
		左半球	両半球	右半球
右手利き	140	96	0	4
左手利き	122	70	15	15

3.3 には利き手と発話中枢の関係が示されています。その結果，右手利きの 95 % を超えるヒトが左半球に発話中枢があることがわかりました。つまり，右手利きではブローカの主張をおおむね支持するものでした。注目すべきは左手利きの結果です。利き手の対側半球，つまり右半球に発話中枢があるヒトは 15 %，左右両半球でしゃべっているヒトも 15 %，残り 70 % のヒトは右手利きと同じ左半球がしゃべっていることがわかりました。fMRI によってもこのことは確認されています（Szaflarski et al., 2002）。

この知見は，左手利きのヒトの言語中枢の局在は，右手利きのヒトのそれとは異なることを意味しています。したがって，言語機能以外のラテラリティも利き手で異なることが予想されます。このことについては，多くの研究が現在でも続けられています。右手利きで右半球優位性を示す顔の認知や視空間的処理についても，左手利きではラテラリティパターンやその程度が異なることが明らかにされています（八田，2008）。

3.4.2　ラテラリティの性差

ラテラリティの性差についても古くから多くの研究が続けられていますが，まだ決定的な見解は得られていません。またその解釈にも慎重であるべきです。見出された性差は，各群（男女）の平均値のわずかな差が統計的に意味があると推定されたものです。しかし，性差がみられた機能の分布を男女間で比較すると，図 3.11 の仮想例でも示すように，かなりの部分（灰色）で重複していることが多いのです。

ラテラリティの性差について，古くから主張されている仮説は，認知機能の性差にはラテラリティの性差が関係している，というものでした（Levy, 1972）。男性のラテラリティの程度は顕著で，言語処理の左半球優位性は大きく，視空

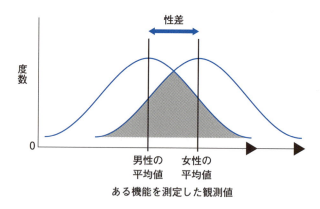

図 3.11 ある機能において性差がみられた場合の仮想分布

間的処理の右半球優位性も大きいのに対して，女性のラテラリティは言語処理，視空間的処理のいずれにおいてもラテラリティの程度は小さいとするものです。その結果，右半球が主導して視空間的処理を担当する男性は，視空間的処理が女性よりも優れ，言語処理の女性優位性は，女性は言語処理において左半球だけでなく右半球の関与も大きいことが原因と考えられます。女性の言語処理の右半球関与が，本来右半球が主導する視空間的処理を犠牲にしたともいえます。この考え方が契機となり，同様なモデルが波及してきました（たとえば，Kimura, 1999）。

しかしながら，ラテラリティの性差を扱った過去 40 年以上にわたる研究を概観したヒルステインら（Hirnstein et al., 2019）の報告では，レヴィの仮説を支持しないと結論づけています。ある特定の視空間的な課題では男性が，特定の言語性の課題では女性が優れているという事実はあり，さらに，男性のラテラリティの程度は女性のそれよりも顕著であることも支持されると報告されています。しかし，このラテラリティの程度における男性優位性はほんのわずかで，ラテラリティの顕著性が必ずしも空間的能力の増大を生み出すわけではなく，言語遂行成績の低減をもたらすわけでもないとしています。

コラム 3.1 利き手の決め方

　そもそも利き手はどのように決めればよいのでしょうか。もっとも簡単な方法は自己申告によるものです。つまり,「あなたの利き手はどちらですか」と尋ねます。しかし,答えた人それぞれの基準で利き手を報告することになります。研究レベルでは,片手で行う複数の日常行動について好んで使う手を答えてもらう検査を使用します。表3.4に示したのは,古くから使われているエジンバラ利き手テスト（Oldfield, 1971）の項目です。各項目について,完全に一方を使えば,そちらに「＋」と記入します。ほとんど一方を使えばそちらに「＋」を記入します。どちらの手も使う場合は,左右それぞれに「＋」を記します。これらの「＋」の記入をもとに,利き手指数（LQ; Laterality Quotient）を算出します［LQ＝((右手の「＋」の数)－(左手の「＋」の数)／(右手の「＋」の数)＋(左手の「＋」の数))×100］。＋100が強い右手利き,－100が強い左手利きを示します。＋を示せば右手利き,－を示せば左手利きと判断されます。この方法は,利き手の程度を連続的にとらえられるという特徴はあるものの,左手利き,両手利き,右手利きの明確な区分がないのが欠

表3.4　エジンバラ利き手テスト（Oldfield, 1971）

項目	左手	右手
1. 字を書く		
2. 絵を描く		
3. ボールを投げる		
4. ハサミ（鋏）を使う		
5. 歯ブラシを使う		
6. ナイフを使う（フォークを持たない時)		
7. スプーンを持つ		
8. 両手で箒（ほうき）を持つ時に上になる		
9. マッチをす（擦）る		
10. 箱のふた（蓋）を開ける		

表 3.5　H.N. 利き手テスト（八田・中塚，1975）

項目	左手	どちらでもない	右手
1. 消しゴムはどちらの手に持って消しますか？			
2. マッチを摺るのに軸はどちらの手に持ちますか？			
3. ハサミ（鋏）はどちらの手に持って使いますか？			
4. 押しピン（画鋲）はどちらの手で持って押しますか？			
5. 果物の皮をむくときナイフはどちらの手に持ちますか？			
6. ネジ回し（ドライバー）はどちらの手に持って使いますか？			
7. クギ（釘）を打つときかなづち（金槌）はどちらの手に持ちますか？			
8. カミソリ，または口紅はどちらの手に持って使いますか			
9. 歯をみがくとき歯ブラシはどちらの手に持って使いますか？			
10. ボールを投げるときはどちらの手を使いますか？			

点です。また，日本の文化に適した測定となっているのか疑問も残ります。

　そこで，日本文化に適合するように作成されたのが H.N. 利き手テストです（八田・中塚，1975）。表 3.5 に示すように，各項目に対して 3 件法で回答を求め，右手には + 1 点，左手には - 1 点，どちらでもないには 0 点とし，10 項目の合計を算出します。- 4 点以下を左手利き，8 点以上を右手利き，それ以外は両手利きと判定されます。

　2014 年に公刊された日本語版 FLANDERS 利き手テスト（大久保ら，2014）が，現在ではもっとも新しく，今後世界的に普及する可能性が高い利き手テストです。これはニコルスら（Nicholls et al., 2013）が作成したものの日本語版です。表 3.6 に示すように 10 項目からなり，H.N. 利き手テストと同様の採点方法となります。- 5 点以下が左手利き，+ 5 点以上が右手利き，それ以外が両手利きと判定されます。

コラム 3.1　利き手の決め方

表 3.6　**日本語版 FLANDERS 利き手テスト**（大久保ら，2014）

項目	左手	どちらでもない	右手
1. 文字を書くとき，ペンをどちらの手で持ちますか？			
2. 食事のとき，スプーンをどちらの手で持ちますか？			
3. 歯をみがくとき，歯ブラシをどちらの手で持ちますか？			
4. マッチを摺るとき，マッチの軸をどちらの手で持ちますか？			
5. 消しゴムで文字を消すとき，消しゴムをどちらの手で持って消しますか？			
6. 縫いものをするとき，針をどちらの手で持って使いますか？			
7. パンにバターをぬるとき，ナイフをどちらの手で持ちますか？			
8. クギを打つとき，カナヅチをどちらの手で持ちますか？			
9. リンゴの皮をむくとき，皮むき器をどちらの手で持ちますか？			
10. 絵を描くとき，ペンや筆をどちらの手で持ちますか？			

参 考 図 書

八田 武志 (2013). 「左脳・右脳神話」の誤解を解く　化学同人

キムラ, D. 野島 久雄・三宅 真季子・鈴木 眞理子（訳）(2001). 女の能力, 男の能力——性差について科学者が答える——　新曜社

永江 誠司 (1999). 脳と認知の心理学——左脳と右脳の世界——　ブレーン出版

復 習 問 題

1. スペリーがノーベル生理学・医学賞を受賞した一番の理由を述べてください。
2. 発話を担当する大脳半球と利き手との関連性について説明してください。
3. 行動指標からラテラリティを推定する代表的アプローチを複数挙げて，それぞれその内容を説明してください。

第4章
物体認知とその障害

　私たちは，日常生活で囲まれているほとんどの物体を何の苦もなく認識しています。自宅にあるコーヒーカップ，冷蔵庫，スマートフォンの充電器，ゴミ袋，外出すれば，足早に歩く人々，電柱，マンホール，自動車など無数の物体に囲まれ，それを認識しています。大学の食堂で友人とおしゃべりをしているときにも，その背景には，自販機，スプーン，皿，友人のスマートフォン，財布などさまざまな対象がありますが，おしゃべりと同時にそれらの認識に成功しているのだと考えられます。視覚情報として網膜に映し出された像は，線分，曲線などを細かく分析していかなくても，すでにもっている知識を使って認知し，認知の省力化（節約）を図っています。つまり，物体の認知とは，図 4.1 に示すように網膜に映った像と知識として備わっている情報を結びつける過程なのです。
　本章では，この物体認知の過程について，その認知心理学的モデルならびに失認，特に視覚失認からの知見に基づいて解説していきます。

4.1　視覚情報処理の2つの流れとその役割

　網膜から後頭葉の1次視覚野に入力された視覚情報は，脳内で2つの経路に分かれ，最終的に前頭葉の前頭前野に収束し，統合され物体の認知を完成させます。

　図 4.2 に示すように，2つの経路の一つは，色や形などその対象が「何（what）」であるのかを処理する腹側経路（ventral pathway）で，後頭葉から側頭連合野に接続しています。もう一つの経路は，対象の位置や動きを処理する背側経路（dorsal pathway），つまり対象が「どこ（where）」にあるのかを処理する経路で，後頭葉から頭頂葉連合野に接続しています。

　このことは，マカクサルを使った動物実験から明らかになりました（Ungerleider & Mishkin, 1982）。呈示された2つの物体（図 4.3 (a) (b)）のうち，先

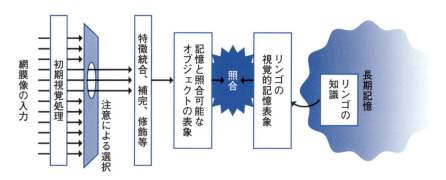

図 4.1　見ているオブジェクトがリンゴであるかどうかを認識するための，(ごく単純化した) 情報処理の流れ図（新美，2016）

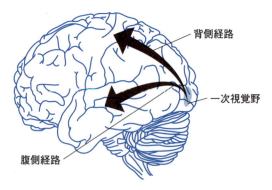

図 4.2　背側経路と腹側経路（森岡，2007）

行呈示された物体と同じものを選べば餌がもらえることを学習したマカクサルの下側頭皮質を切除すると，できていた物体の弁別ができなくなります（図4.3 (a)）。これに対して，円柱に近い側の板を取ると餌がもらえることを学習したサルの，後部頭頂葉の領域が切除されると，この課題ができなくなりました（図 4.3 (b)）。つまり，前者は what 経路（腹側経路）の不全のため物体弁別ができなくなり，後者では where 経路（背側経路）の不全が空間位置の認知不全をもたらしたと考えられます。

　この 2 つの経路はヒト（健常成人）でも確認されています。ハクスビィら (Haxby et al., 1991) は，2 つの視覚課題遂行中の PET（Positron Emission

4.1 視覚情報処理の2つの流れとその役割　　　　45

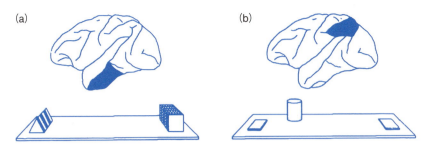

図 4.3　マカクサルの視覚皮質切除と行動低下の関連性
(Ungerleider & Mishkin, 1982)

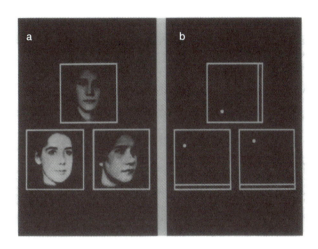

図 4.4　ヒトの what 経路／where 経路を脳イメージング研究で推定した実験課題
(Haxby et al., 1991)

Tomography; 陽電子放出断層撮影）によって局所脳血流量（rCBF）を測定しました。物体（顔）同定の処理が要求される課題では，上部に呈示された顔写真と同一人物を下の2つの写真から選ぶものでした（図 4.4（a））。空間位置の処理が要求されるのが図 4.4（b）で，上の図形を右に 90°回転させた場合に同じ図形となるものを下の2つから選ぶものでした。結果は前者の場合，腹側経路に相当する部分での血流量が増加し，後者の課題では背側経路の血流量が増加しました（図 4.5）。

　以上の2経路の考え方は，物体を知覚する際の視覚情報処理を想定したもの

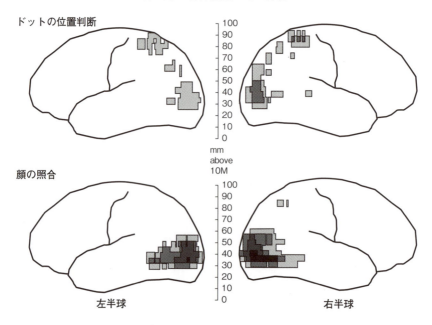

図 4.5　ハクスビィらの rCBF の結果（Haxby et al., 1991）
色の濃い部分は，多くの参加者が活性化した部位を示します。

です。これに対して，行動する際の視覚情報処理を想定した考え方も提案されています（Goodale & Milner, 1992）。彼らがこの考え方を提案する根拠となった一酸化炭素中毒患者（DF）は，非常に興味深い振る舞いを示しました。DF は，視知覚に大きな問題はありませんでした。呈示された物体の大まかな特徴は答えることができるのに，示されたカップを「灰皿」，フォークを「ナイフ」と答えたりします。さらに，興味深いことに，物体を手に握らせると正しくその物体の名前を言い当てることができました。後でも説明しますが視覚失認（visual agnosia）とよばれる病態を示しています。

　グッデイルとミルナーは DF の方向性知覚の能力を評価するために，図 4.6 左に示すような一部分にスリットがある器具を患者の前に呈示して，2 つの課題を実施しました。最初の課題では，スリットに差し込むためのカードを渡し，さまざまな角度で傾けられるスリットに，カードがうまく入るよう傾けるように指示しました。図 4.6 右上に，ある角度条件に対して，患者の DF が傾けた

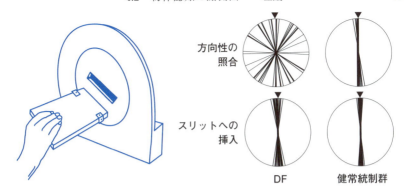

図 4.6 知覚と行為の経路の差異を示すグッデイルとミルナーの研究
(Goodale & Milner, 1992)

方向が線分で示されています。DFの傾け方は，ばらつきの多いことがわかります。これに対して，健常統制群はほぼばらつきのない正しい角度で傾けられていることを示しています。

　もう一つの課題では，カードを実際にスリットに差し込むように指示しました。すると，DFも健常統制群とほぼ同じくらい正確にカードをスリットに差し込むことができました（図4.6右下）。以上の結果は，単純に物体を知覚する（perception）経路（what）と，行為（action）のために物体を知覚する経路（how）が異なる可能性を示唆しています。

4.2 物体認知の諸側面——理論

　物体認知のメカニズムを考える上で非常に重要な問題の一つが，「視点」の問題です。同一物体であっても，見る角度が変われば景観は変わります。たとえば，自転車を横から見れば，2つのタイヤが見えるし，自転車に乗ろうとしたときに真上から見れば，タイヤは見えず，サドルやハンドルが見えます。このように，大きく異なる景観であるにもかかわらず，同一の対象，「自転車」として認知できます。このことを**物体恒常性**（object constancy）とよびます。では，景観が変わっても，それを同一のものとしてとらえるにはどのようなメカニズムが働いているのでしょうか。現在でも議論が続いていますが，以下に

2つの考え方について取り上げます。

4.2.1　視点依存枠組み理論

視点依存枠組み理論（view-dependent frame of reference）では，さまざまな視点からの景観が，記憶表象の中に蓄えられていることを前提としています。この考え方の欠点の一つは，各対象について非常に多くの景観の表象が必要になり，記憶への負荷が高まることです。はじめて見る景観にどのように対応するかということも，問題点の一つです。これについては，蓄えられている表象に近いものを選択するという考え方も提案されています（Tarr et al., 1997）。

4.2.2　視点不変枠組み理論

マー（Marr, D.）は，網膜上の2次元の知覚像から，3段階の表現形式を経て対象物の形状が完成するとする視覚理論を提案しました（Marr, 1982）。最初の段階は「原始スケッチ」とよばれ，局所的な明るさの変化を検出し，縁，塊，棒などを取り出し，その方向，大きさ，終点位置などが記述されます。次の段階は「2次元半スケッチ」とよばれ，ここでは，「原始スケッチ」で得られた情報をもとに，運動視，輪郭の分析，両眼立体視などの過程が働きます。そして，物体表面の傾きや，観察者からの距離が，観察者を原点とした座標系で表現されます。「2次元半スケッチ」の段階では，視点が変われば対象の形状（見え）も変わってきますので，対象物を原点とした座標系で記述する必要があります。これが第3の段階の「3次元モデル」です。

図4.7は，いくつかの円錐（一般化錐形，シリンダー）を使って人間を「3次元モデル」として表現しています。腕と胴体の間の関係は腕の軸と胴体の軸との位置関係で表現されます。物体中心の座標系で表現するので，見る側の座標系とは独立です。さらに，このような表現では，人間―腕―前腕―手のように階層的物体を表現することもできます。この考え方が，**視点不変枠組み理論**（view-independent frame of reference）です。この考え方に基づき，さまざまな物体を円錐を使って表現しようと考えたのです。そしてこの3次元の表現が脳内に記憶され，認知した物体と照合され，物体認知が完成します。この考え

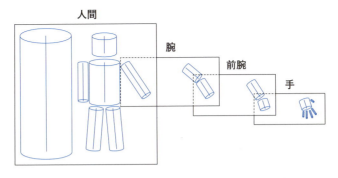

図 4.7 一般化円錐に基づく物体表現 (Marr, 1982)

方は，コンピュータに実装する計算理論としても期待されましたが，実際のところはうまくいっていません。なぜなら，この考え方においても，対象物の各構造についての立体的記憶表象を想定せざるを得ないためです。

4.3 物体認知の障害——視覚失認

すでに学んでいる刺激を認知し同定できる能力を喪失することを失認（agnosia）といいます。失認は，視覚，聴覚，触覚などすべてのモダリティに認められています。失認は，感覚器官などの入力レベルでの不全によるものではなく，物体認知能力自体の不全によるものです。ここでは，視覚失認（visual agnosia）を中心に紹介します。

1890年にリッサウアー（Lissauer, H.）が視覚失認を，統覚型視覚失認（apperceptive visual agnosia）と，連合型視覚失認（associate visual agnosia）に分類し，長くこの分類は支持されてきました。これに加え，統合型視覚失認（integrative agnosia）の3つのタイプに分類されます。しかしながら視覚失認の臨床症状は非常に複雑で多岐にわたることから，ここで紹介する3タイプに，すべての視覚失認症状をあてはめることは非常に難しいといわざるを得ません。共通していえることは，視覚機能を介した物体認知の不全をもつもので，視覚以外のモダリティ，つまり触・圧覚や聴覚などを介しての物体認知はできるこ

とです。視覚失認が視覚モダリティに限定的であることを確認するために，アイマスクをした状態で物品に触れさせたり，物品に特徴的な音を聞かせたりして，物体の同定が可能かを評価します。

ここでは，視覚像（視覚表象）を脳内で正確に形成できるか，視覚表象を意味と連合できるかという視点でみていきます。

4.3.1 統覚型視覚失認

リッサウアーが提唱したタイプの一つが，視覚表象が正しく形成できない**統覚型視覚失認**です。視覚表象の形成の評価には，線画の模写を要求する課題が使われます。見本図形を呈示して，それを模写してもらいます。

図 4.8 には，ベンソンとグリーンバーグ（Benson & Greenberg, 1969）が報告した統覚型視覚失認患者の模写例を示しています。この患者は，色，明るさ，線分や角のような基本的要素は正しく知覚できますが，アルファベットや図形の見本をまったく正確に描けていません（図 4.8 (a)）。図 4.8 (b) は，言語（口頭）指示による書字ならびに描画です。A は患者の名前，B はアルファベット（W, V, L, X, A），C は数字（1～11），D は円，正方形，三角形，E は人物です。どれも，それが何かはまったくわかりません。このように，統覚型視覚失認では視覚像が正しく形成できていないことがわかります。

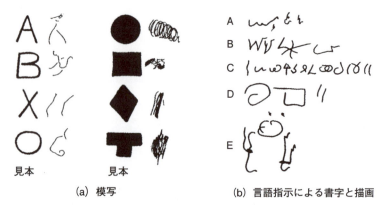

(a) 模写　　　　　　　　　　(b) 言語指示による書字と描画

図 4.8　統覚型視覚失認の模写，ならびに書字描画例（Benson & Greenberg, 1969）

4.3 物体認知の障害——視覚失認

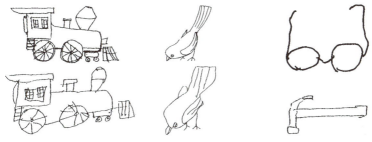

(a) 模写例（それぞれ上が見本図形）　　(b) 言語指示による描画

図 4.9　連合型視覚失認の模写，ならびに描画（Rubens & Benson, 1971）

4.3.2　連合型視覚失認

リッサウアーが分類したもう一つのタイプが，**連合型視覚失認**です。統覚型視覚失認とは対照的で，視覚像は正しく形成されますが，その像と知識（記憶表象）を結びつけることができません。ルーベンスとベンソン（Rubens & Benson, 1971）の症例では，感覚機能はほぼ正常，自発的な会話や言葉の理解，書字にも問題はありませんでしたが，目で見たものが何かを理解できませんでした。注目すべきことに，物体を触れば何かすぐわかるし，耳で聞いてもそれが何かわかりました。図 4.9（a）はこの患者が模写したものです。統覚型視覚失認の模写と違って，模写がきれいにできています。図 4.9（b）は言語指示によって描かれた眼鏡と金づちです。これもうまく描けています。しかし自分で描いたものが何かを聞かれるとわからないのです。

4.3.3　統合型視覚失認

第 3 のタイプである統合型視覚失認は，模写課題を注意深く評価し，同定されました。模写がうまくできており，一見すると連合型視覚失認とも思われる患者の中には，模写に非常に長い時間をかける患者がいました。図 4.10 には，リドックとハンフリーズ（Riddoch & Humphreys, 1978）で紹介されている患者 HJA の模写を示しています。ワシやミツバチを比較的上手に模写できていますが，自分が描いたものが何かはわかりません。HJA は自分の描いたワシを「座ったネコ」，ミツバチを「角と尻尾のある動物」と答えました。

線画の同定課題では，HJA は図 4.11 に示す線画の命名ができませんでした（Humphreys & Riddoch, 1987）。しかし興味深いことに，ニンジンの線画については「こっちの端は硬そうで，もう一方は羽のようだ」と答えています。また鼻の線画に対しては，「スープ用のおたま」，タマネギに対しては，「下のほうにフォークのようなとがったところがあり，ネックレスのようだ」とそれぞ

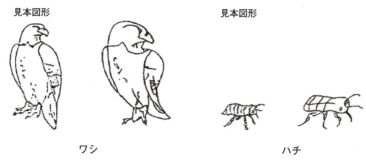

図 4.10　HJA の模写（Riddoch & Humphreys, 1987）

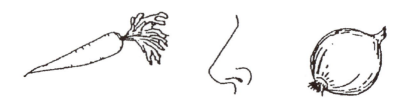

図 4.11　HJA に対して行った同定課題に用いた線画（Humphreys & Riddoch, 1987）

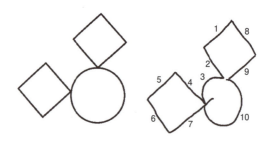

図 4.12　CK の模写とその筆順（Behrmann et al., 1994）

れ答えています。これらの HJA の回答結果から，線画の一部分については正しくとらえられていますが，それを 1 つのまとまりとして認知することに問題があることが考えられます。このような失認をハンフリーズらは**統合型視覚失認**とよびました。

バーマンら（Behrmann et al., 1994）が対象とした症例 CK の模写（図 4.12）をみると，統合型視覚失認患者がまとまり（ゲシュタルト）をとらえられないことがよくわかります。模写に示されている数字は，CK が描いた順序を示しています。私たちは通常 3 つの図形としてとらえられるものを，曲線や直線の線分としてとらえていることが推察できます。

4.4 顔の認識

私たちの社会は，他の個体（ヒト）とのコミュニケーションに強く依存しています。このコミュニケーションにおいて，顔の役割は非常に重要になってきます。顔を見ることによって，その人を知っているのか，知っているならなぜ知っているのか，何者なのか，名前は何だったか，などの情報を想起することができます。それだけでなく，表情や視線のわずかな動きから他者の意図や感情状態もくみとることができます。認知心理学，認知神経科学では，顔の認知処理過程が他の物体認知処理過程とは異なる特殊なものなのか否か，さらに両者の脳内機序はどのような差異があるのか，という議論が今も続けられています。

4.4.1 健常者の顔認知過程の特殊性

顔認知の処理過程の特異性については，古くから認知心理学のテーマとして取り上げられていました。社会的コミュニケーションにおいては，顔以外の対象に比べて顔がきわめて重要な役割を担うことや，壁のシミや雲の形から顔を自然と連想したり（パレイドリア現象の一種），生後間もない新生児が顔の模式図を好んで見つめたりすることがわかっています（Fantz, 1963）。これらの事実からも，他の物体認知とは異なる，顔特有の認知システムの存在は納得で

きるものだといえます。

　顔認知の特徴は，顔の目鼻口などのパーツ（要素）それぞれに注目しているのではなく，それらのパーツの**配置**（configuration）に重点が置かれている点です。具体的には，顔にはすべて，上部の左右ほぼ対称に目があり，その間の少し下に鼻があり，さらにその下に口があります。顔（人物）を同定（区別）するためには，それらの，いわゆる逆三角形の配置の微妙な違いに注目する必要があるわけです。これを顔認知では**全体処理**（configural processing）とよびます。この全体処理は**1次処理**（first-order relations）と**2次処理**（second-order relations）からなっています。前者が顔そのものを検出する処理で，後者は各要素の配置の差異を見極める処理です。

　顔の全体処理がもたらす認知処理の現象では，**顔の倒立効果**（face inversion effect）が有名です（Yin, 1969）。事物（物品）を180°回転して倒立に呈示すると，正立呈示時よりも認識しづらいのですが，顔の場合は特に難しくなります。これを顔の倒立効果とよびます。顔が倒立して示されるとパーツの逆三角形の布置形状がなくなるため，認識が難しくなると考えられるわけです。図4.13に示す**サッチャー錯視**（Thompson, 1980）も倒立効果が原因で生じます。左右いずれの写真もサッチャー元イギリス首相の顔であることはわかりますが，左側の顔のグロテスクさには気づきません。本書を逆さま（正立顔）にすれば，すぐにその異常さがわかります。倒立呈示することで，2次処理が阻害されるために，個々のパーツの処理も進まないと考えられます。

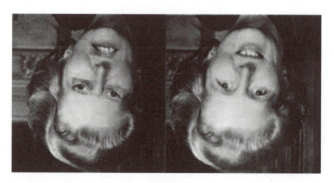

図4.13　サッチャー錯視（Thompson, 1980）

4.4 顔の認識

　顔の全体処理は，新生児でもみられることから生得的なものであると考えるのは至極当然なのかもしれません。しかし一方で，顔を効率的に識別する方略が，長い年月によって獲得されてきたとする考え方も提案されています（**熟達化説**）。生まれてから，非常に多くの人と出会うわけですから，その過程で逆三角形の布置情報に注目する方略を獲得したのではないかと考えるわけです。この熟達化説を支持する知見を提供したのが，ダイアモンドとケアリーです（Diamond & Carey, 1986）。彼女らは，イヌのエキスパート群（イヌ品評会の評価者や，イヌのブリーダー）と，イヌのエキスパートではない群を対象に，イヌの写真（正立あるいは倒立）や人の顔写真（正立あるいは倒立）を覚えてもらいました。その後の再認記憶テストで，写真は正立あるいは倒立で呈示され，イヌあるいは人の顔の再認課題を行いました。結果は図 4.14 に示すように，両群とも顔の再認成績は倒立時に大きく低下していることがわかります。つまり顔の倒立効果がみられました。おもしろいことに，イヌの写真の場合は，エキスパート群の倒立効果が顕著になっています。この知見は，倒立効果は顔に特異的にみられるわけではないことを示唆しています。

　ここまで紹介したように，物体の認知システムと顔の認知処理システムの関係には，2 つの作業仮説が考えられます（Farah, 2004）。一つは，図 4.15（b）に示すように両者は独立した別のシステムとする考え方です。もう一つは，顔の認知処理は，単一の物体の処理システムの一部で，付加的なものと考えるものです（図 4.15（a））。顔の類似性は，車や家などに比べ範疇（カテゴリー）

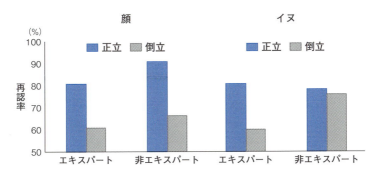

図 4.14　イヌのエキスパートでみられた「イヌの倒立効果」
（Diamond & Carey, 1986 より作成）

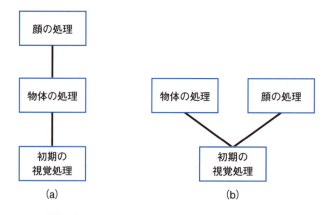

図 4.15 物体の処理システムと顔処理システムの関係性（Farah, 2004）

内の類似性が非常に高いため，顔の弁別難易度が他のカテゴリーの弁別難易度に比べ高いという事実から派生する考え方です．両者の考え方の妥当性を巡る議論は今でも続いていますが，この問題を考える上で重要なのが，次に紹介する相貌失認などの臨床研究からの知見です．

4.4.2 相貌失認患者からみた顔認識過程の特殊性

顔の認知障害である**相貌失認**（prosopagnosia）は，顔を見ただけでは既知の人物を認知することができず，名前や声，場合によっては服装，装飾品や歩き方から既知の人物を認知します．他の物品の認知には問題はありません．典型的には，相貌失認患者は顔を顔であることは認識できます．また，お年寄りなのか若い人なのか，男性か女性かも区別できるのです．さらに興味深いことに，表情から得られる情動も理解できるのです．しかしながら，それが誰であるかは認識できません．健常者を対象とした脳機能イメージングの研究が明らかにした知見（Haxby et al., 2000）と一致し，多くの相貌失認患者は右半球の腹側経路への損傷が原因となっていることが報告されています（Martinaud et al., 2012）．

相貌失認患者を対象とした研究においても，顔に特化した認知障害なのか，つまり顔に特化した処理システムが存在するのか，それとも単純に，顔の類似

性の高さから派生する弁別の困難さが原因で，1つの物体認知システムで顔認知処理も行われているのかは重要な問いになっています．相貌失認患者と健常成人を対象としたファラらの研究（Farah et al., 1995）は，前者を支持するものでした．

彼女らの実験1では，「傘」「ラジオ」「椅子」などの12種類の人工物の再認課題と未知顔の再認課題を，10人の健常大学生と相貌失認患者（LH）に実施しました．具体的には，数秒間傘の写真が呈示されそれを記憶し，後ほど2つの傘の写真から，先に呈示されたものを選ぶというものでした．その結果，健常者群の成績は課題間に差がなく80％の再認率を示したのに対して，LHは，人工物の成績は90％を超えたのに対して顔の再認成績は60％程度でした．実験2では，人工物を，顔同様にカテゴリー内の形態類似性がきわめて高い「眼鏡フレーム」を使って，実験1と同様の再認課題を行いました．使用した刺激例を図4.16に示しています．実験2では，健常大学生群（10人），LHと教育歴ならびに年齢をそろえた健常成人群（10人）と，LHを比較しました．その結果を示した図4.17からもわかるように，眼鏡フレームの再認成績は40％を下回っています．さらに注目すべきことに，眼鏡フレームの再認成績はLHと2つの健常成人群で同程度でした．つまり，健常者とLHにとって，眼鏡フレ

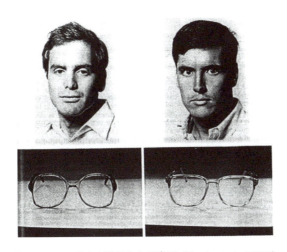

図4.16　**ファラらが使用した刺激例**（Farah et al., 1995）

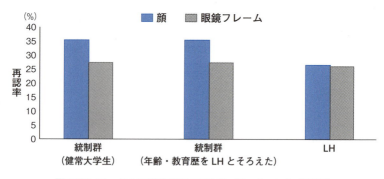

図 4.17 ファラらの実験結果 (実験 2) (Farah et al., 1995)

ームに対する認知の難しさは，同程度だったのです。これに対して，顔の再認成績は，実験 1 同様 LH が健常群に比べ大きく劣っていました。これらの結果は，顔の処理システムは他の物体の処理とは異なるシステムが働いていることを示唆しました。

　マクニールとワリントン（McNeil & Warrington, 1993）の知見も，顔，特にヒトの顔の処理システムが特殊であることを示唆しています。彼女らが検討した WJ は，相貌失認を発症した後にヒツジを飼い始めました。WJ はヒトの顔の認識（再認記憶）は健常者よりも劣りますが，自分の飼っているヒツジや，初見のヒツジの顔認識は，ヒツジを飼っている健常者に比べ，優れていました。そのため，ヒトの顔と同様に弁別が難しいと思われるヒツジの顔の処理システムと，ヒトの顔の処理システムは異なると考えられます。

　ここまで紹介してきた相貌失認は，何らかの脳損傷に起因しますが，損傷がないにもかかわらず相貌認識に不全をもった人の存在も明らかになってきました（Susilo & Duchaine, 2013）。スシロとドゥチェインは，先天性の「相貌失認」は健常者の 2％程度存在すると報告しています。先天性の「相貌失認」を対象とした機能的，構造的脳イメージング研究や，遺伝的視点の研究もスタートしており，顔の認知処理システムの脳内機序について，新しい知見が期待されています。

参考図書

新美 亮輔・上田 彩子・横澤 一彦（2016）．オブジェクト認知――統合された表象と理解―― 勁草書房

山口 真美・柿木 隆介（編）（2013）．顔を科学する――適応と障害の脳科学―― 東京大学出版会

復習問題

1. 1次視覚野に入力された視覚情報が2つに分かれる経路について，それぞれ説明してください。
2. 視覚失認の3つのタイプについて，それぞれ説明してください。
3. 顔認知の全体処理について説明してください。

第5章 注意とその障害

> 注意（attention）は心理学者らによって100年以上の長きにわたって重要な研究テーマとして扱われてきましたが，統一的な定義はありません。この定義の難しさの理由の一つは，注意が複数の成分からなっているためと考えられます。注意が単体として取り出せず，注意条件と非注意条件の差分として取り出す必要があるのが，もう一つの理由です（河原，2015）。
>
> 私たちの脳が一度に処理できる情報に限界があることに異を唱える心理学者はいないでしょう。したがって，情報を効率的に処理するためには，ある特定の情報を選択する機能が必要になります。ここでは，必要となる情報を選択する機能を注意として定義しておきます。以下では注意の諸側面とその脳内ネットワークを概説し，注意障害の代表例として半側空間無視の特徴を解説します。

5.1 注意の諸側面

情報を選択するためには，情報に機敏に反応するための準備が必要になります。この準備状態を警戒（アラートネス；alertness）や覚醒（arousal）とよびます。これはもっとも基本的で原初的な注意の要素です。疲れていたり，眠っていたりしているときは，警戒・覚醒は低いということになります。警戒しているときに，突然音が聞こえてくればその方向に目を向けること，つまり定位（orienting）ができます。

警戒や覚醒の要素と非常に近いのがヴィジランス（vigilance）です。これは持続的注意（sustained attention）ともよばれ，警戒や覚醒を長期間にわたって維持する能力を指します。先生が解説している定期試験に出題される部分を一言一句聞き逃さないようにするには，警戒・覚醒を維持し続ける必要があります。

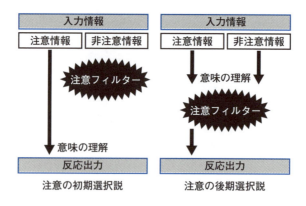

図 5.1　注意の初期選択説と後期選択説

　もっとも高次な要素が**選択的注意**（selective attention）です。文字通り，直面する課題の遂行に必要な情報を選択する重要な機能です。選択的注意の重要性は日常生活でも実感できるはずです。雑音の多い地下鉄の車内で友人と会話ができているのは，重要な情報を選択し，必要ない情報（電車が走っている音，車内アナウンス，近くにいる見知らぬ人の会話，など）をフィルターにかけシャットアウトしているためです。このような事態では，図 5.1 に示すように，重要な情報を選択し，不必要な情報を排除するフィルターが，情報が入力されてかなり初期の段階で働き，排除された情報は意味的に処理されていないと考えられます（**初期選択説**（ブロードベントによる**フィルターモデル**；Broadbent, 1958））。しかしこのフィルターの位置については，異なる立場もあります。ほとんどの情報が自動的に意味的に処理され，その結果は短期間貯蔵され，それをもとに反応（出力）する段階でフィルターにかけられる，つまり選択されるという立場です（**後期選択説**（ドイッチ夫妻による反応選択モデル；Deutsch & Deutsch, 1963））。たとえば，雑踏の中で友人と会話をしている最中に，後ろから自分の名前を呼ばれてハッと気づいたという経験もあると思います。周りの音にフィルターをかけていたつもりではあっても，実はそれらも意味的に処理されていたわけです。両者の考え方の論争は今でも続いています。
　選択的注意の初期選択—後期選択の議論は，フィルターをどの段階に置くか，

つまり選択の位置，という構造に焦点を当てています。これに対して，カーネマン（Kahneman, 1973）は，注意を構造ではなく「容量」として考えるアイデアを提案しています。

　この注意の「容量」は，**処理資源**や**心的努力**ともよばれています。難しい課題に取り組むときには，処理資源は多く必要になりますし，平易な課題であれば，多くの処理資源は必要ありません。この処理資源の考え方に依拠して，初期選択—後期選択について体系的にとらえたのがラヴィ（Lavie, 1995）の**知覚的負荷理論**です。彼女の理論では，一定の処理資源があり，課題の負荷に応じて処理資源が課題に投入されると仮定されます。さらに，余った処理資源は課題とは関連がない周囲に自動的に配分されるとしています。この前提に基づいて，課題負荷（知覚的負荷）の高低によって初期選択的にも後期選択的にも働くとするハイブリッドな考え方が知覚的負荷理論です。課題負荷（知覚的負荷）が高いときには，余った処理資源が少ないため，課題に無関連な情報への処理はされない，つまり早い段階で無関連情報をシャットアウト（初期選択）することになります。逆に課題負荷の低いときには，処理資源は多く余っていますので，課題に無関連な情報も処理されます。つまり後期選択的に注意が働くと考えます。

5.2　注意に関与する脳内ネットワーク

　注意は多くの方法で定義され，さまざまな脳領域が関係しているため，複雑な注意を理解するためにはモデルが必要になります。これらのモデルからは，さまざまな脳領域やそこで担当する注意の各要素がどのように相互作用しているのか，注意を制御するために処理の調整をどのように行っているのかを理解できます。ここでは，注意制御の3つのモデルを紹介します。

5.2.1　注意制御のネットワークモデル

　注意の基礎となる神経システムの古典的なモデルは，メシュラム（Mesulam, 1981, 1999）のものです。これは，損傷した半球の反対側の空間にある刺

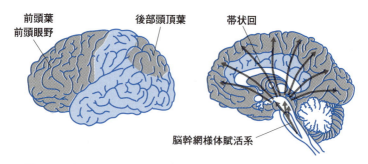

図 5.2 メシュラムのネットワークモデル (Mesulam, 1981, 1999)

激に気づかなかったり，反応しなかったり，注意を向けられなかったりする病態である半側空間無視（5.3 節参照）の臨床症例を説明するために考えられたものです。このモデルは，4 つの脳領域（図 5.2）を中心に，ネットワークを構成しています。

4 つの領域（図 5.2）とそれが担う働きは以下のように提案されています。もっとも原初的な注意要素である警戒・覚醒を生起させるのが，脳幹網様体賦活系です。帯状回は，情報に対する興味・積極性を維持する役割を担っています。後部頭頂葉領域は，外界の情報を内的に表現（表象化）する役割を担っています。外界の情報に，焦点を当てたり，手を伸ばして探したりして，注意の焦点化をもたらす運動プログラムを調整しているのが前頭葉（前頭眼野）です。

このモデルのネットワークは相互に密接に関係しているため，脳損傷の注意への影響には特徴があります。1 つ目は，先にも述べたように，単一の領域が損傷したとしても，注意行動の側面に影響するだけでなく，他の行動にも影響します。たとえば，前頭葉は注意ネットワークの一部分ではありますが，実行系機能も担っています。2 つ目の特徴は，このモデルは厳密な局在論の立場にはないので，異なる部位の損傷でも注意に対して同様の障害を呈することです。たとえば，半側空間無視という症状は，さまざまな領域の損傷でみられます。3 つ目の特徴は，複数の領域に損傷を受けた場合は，より重篤な障害を生じることです。たとえば，前頭葉と頭頂葉に対して損傷すれば，頭頂葉だけの損傷よりも無視の程度は重くなります。

5.2.2 3つのネットワークからなるモデル

ポズナーとロスバート（Posner & Rothbart, 2007）は，3つのネットワークからなるモデルを提唱しています。

1つ目は警告ネットワークで，入ってくる情報に対して敏感に対応することを可能にする機能を担っています。図5.3■にも示すように，このネットワークは脳幹にある青斑核（視床），頭頂葉，右前頭葉が関与しています。交感神経から放出される神経伝達物質ノルアドレナリンの分泌はこのネットワークに影響し，多く放出されると情報に対する敏感性が高まります。

2つ目のネットワークは，定位ネットワークです（図5.3●）。複数の情報の中から特定の対象に対して注意を向ける働きを担います。上丘，上頭頂領域，側頭―頭頂接合部（下頭頂小葉），前頭眼野が関与しています。副交感神経や運動神経の末端から放出される神経伝達物質，アセチルコリンと密接に関係しています。

3つ目のネットワーク（図5.3▲）は，実行注意ネットワークです。達成すべき目標や要求，要望に応じて注意を制御します。相容れない情報（競合情報）を検出したり，それを解消したりすることも含まれます。大脳基底核，前部帯状回，背外側前頭前皮質が関与しています。大脳基底核の黒質で作られる神経伝達物質ドーパミンによって，実行注意機能は左右されます。表5.1に3

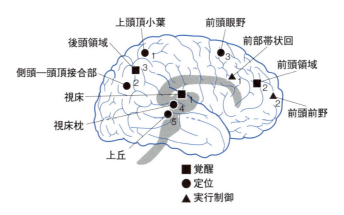

図5.3 ポズナーとロスバートの3つの注意システムの解剖学的部位
(Posner & Rothbart, 2007)

表 5.1　3つの機能ネットワークの解剖学的部位と関連する化学物質

機　能	構　造	関連する化学物質
覚醒　■	青斑核（視床）　1 右前頭葉　2 頭頂葉　3	ノルアドレナリン
定位　●	上頭頂小葉　1 側頭−頭頂接合部　2 前頭眼野　3 視床枕　4 上丘　5	アセチルコリン
注意の実行制御　▲	前部帯状回　1 前頭前皮質　2	ドーパミン

※数字は図 5.3 参照。

つのネットワークについて，働き，脳内部位，関連する化学物質をまとめています。各部位の数字は図 5.3 の数字と対応しています。

5.2.3　トップダウン／ボトムアップの注意ネットワーク

　コルベッタとシュルマン（Corbetta & Shulman, 2002）のネットワークモデルでは，トップダウン的とボトムアップ的な2つの注意機能を仮定しています。「トップダウン／ボトムアップ」という二分法的な表現は，情報処理の仕組みを表すメタファーとしてしばしば使われます。ここでの「トップダウン」は，経験などからくる期待や予期によって前もって注意の作用を準備しておくことを指し，「ボトムアップ」は感覚受容器に刺激が入力されて注意機能が駆動することを指します。

　トップダウン的な注意処理を担っているのが，上方背側の下位システムで，頭頂間溝皮質と上前頭領域（前頭眼野）の部分から構成されます。このシステムは，目標を達成するための刺激や反応の選択をトップダウン的に準備する役割を担っています。

　これに対してボトムアップ的な注意処理を担っているのが腹側の下位システムで，主に右半球の側頭─頭頂接合部（下頭頂小葉）や下前頭回からなっています。顕著な刺激や予期しない刺激が出現するときに，課題に関連した刺激を検出する働きをもっています。

では，なぜこのような2つのシステムが必要なのでしょうか。もし私たちがトップダウン的に課題遂行に必要な目標，場所，対象にだけ注意を向けるなら，環境の予期できないような大きな変化を見逃してしまいます。言い換えると，ボトムアップシステムは，トップダウン的な注意システムの作用を時に中断させる働きがあるのです。

5.3 半側空間無視

半側空間無視（unilateral spatial neglect）は，注意不全からくる症候です。ここではまず，半側空間無視の臨床的な側面を紹介し，次にその評価方法，そしてこの症候の理解を助ける理論，最後の介入について解説します。

5.3.1 臨床的特徴

半側空間無視は，損傷している大脳半球の反対側の空間の刺激に気づいたり，反応したり，その方向に注意を向けたりすることが障害されている病態です。石合（2012）によれば，左半側空間無視が発現することがほとんどです。これはつまり，右半球損傷によって生じます。これに対して，左半球損傷による右半側空間無視の発現率は非常に低いというのが一致した見解です。この見解を反映するように，左半球損傷による右半側空間無視の病態は，比較的早く改善します。半側空間無視は，視覚モダリティだけに限らず，聴覚や触覚などからの刺激と運動を伴う反応と関連して生じます。たとえば，左側から呼びかけても右側を探すようなケースもあります。左半側空間無視の責任病巣は，右半球の側頭―頭頂接合部（下頭頂小葉）付近といわれていますが，メシュラムのネットワークからもわかるように，責任病巣は多様です。

半側空間無視患者の日常生活では，「道に迷う」「左側の障害物にぶつかる」「食事のプレートの左側を残す」「左側の部屋が見つけられない」「着衣の際に自分の左腕を通さない」「顔の左側にだけメイクをしない」などがよく観察されます。大半の患者は自分の無視に気づいていません。脳損傷を呈してからの時間によって，半側空間無視の症状は変化します。通常，症候が現れた当初の

無視症状は重篤です。一日中，無視している側のすべての対象を認識できません。数週間から数カ月経過すると，無視する側に1つだけ物体が示されたときにはそれを見つけられたりするなど，症状は弱まります。時には聴覚や体性感覚での無視もみられることがあります。しかしながら，この病態が完全になくなることはまれです。

半側空間無視とよく比較されるのが**半盲**（hemianopia）です。半盲は眼球を固定したとき，視野の一部が欠ける病態です。場合によっては左視野や右視野が欠けることもあります。半側空間無視の障害とは異なり，視野の欠損を認識できるのでそれを補う動作を行うことができます。これに対して，半側空間無視の障害は，眼球の動きを制限しないときの視覚欠如です。つまり，空間に対する障害なので，障害を認識できず代償動作を行うことができません。

5.3.2 アセスメント

机上のスクリーニング検査として代表的なものに，脳卒中片麻痺患者の機能評価法（Stroke Impairment Assessment Set; SIAS）の中の視空間認知項目，**線分二等分試験，線分抹消試験，文字抹消試験，模写試験，描画試験**などがあります。日本人向けに標準化された **BIT 行動性無視検査日本版（BIT）**（石合，1999）では，通常検査として，抹消試験，線分二等分試験，模写試験，描画試験が含まれています。BITでは通常検査に加え，日常生活に使う動作を含む行動検査も用意されています。

SIAS に含まれる視空間認知項目では，50 cm のテープを 50 cm の距離で呈示し，無視側でない側の手でテープの中央を指してもらい，実際の中央からのずれを測定します。これを 2 回実施しずれの大きいほうの値を採用し，それを 4 段階で査定します。

図 5.4 に示す線分抹消試験では，用紙に描かれた線分をチェックしてもらいます。この例では左側の線分を無視していることがわかります。図 5.5 の線分二等分試験では，何種類かの長さの水平線分の中央に印をつけてもらいます。この例では実際の中央よりも右側につけていることがわかります。つまり左側の線分を見逃しているため，右側にずれるわけです。

模写試験（図 5.6）は，見本の花を模写してもらいます。示されているようにこの例も左半側空間無視患者の典型例です。

机上検査ではなく，日常生活の観察からの評価（ADL）によく使用されるのが，日本語版 CBS（Catherine Bergego Scale）です（長山ら，2011）。これは表 5.2 にも示すように 10 項目からなり，それぞれ 3 点満点で評価します（0～30 点）。点数が大きいほど重篤であることを示します。

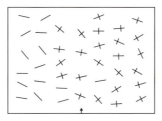

図 5.4　線分抹消試験

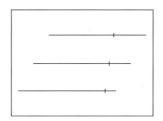

図 5.5　線分二等分試験

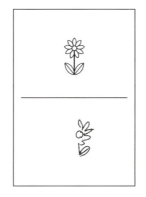

図 5.6　模写試験

表 5.2 日本語版 CBS（Catherine Bergego Scale）の評価表（長山ら，2011）

評価項目	得点
1. 整髪または髭剃りのとき左側を忘れる。	
2. 左側の袖を通したり，上履きの左を履くときに困難さを感じる。	
3. 皿の左側の食べ物を食べ忘れる。	
4. 食事の後，口の左側を拭くのを忘れる。	
5. 左を向くのに困難さを感じる。	
6. 左半身を忘れる（例：左腕を肘掛にかけるのを忘れる。左足をフットレストに置き忘れる。左上肢を使うことを忘れる）。	
7. 左側からの音や左側にいる人に注意することが困難である。	
8. 左側にいる人や物（ドアや家具）にぶつかる（歩行・車椅子駆動時）。	
9. よく行く場所やリハビリ室で左に曲がるのが困難である。	
10. 部屋や風呂場で左側にある所有物を見つけるのが困難である。	

評価点：0 無視なし，1 軽度の無視（常に右側から探索し始め，左側へ移るのはゆっくり，躊躇しながらである。左側の見落としや衝突がときどきある。疲労や感情により症状の動揺がある），2 中等度の無視（はっきりとした，恒常的な左側の見落としや左側への衝突がみられる），3 重度の無視（左空間を全く探索できない）。

5.3.3 半側空間無視の発現機序

1. 注意障害説

　注意が右方向に定位しやすく左方向に定位しにくいとするキンズボーン（Kinsbourne, 1987）の注意障害説では，空間的注意における対側性（交叉性）支配のあり方が左右半球間で異なることが原因で，左半側空間無視の発現率が高いと説明しています。この説明がもっとも一般的だといえます。図 5.7 に示すように，健常な状態では右半球は左右両空間に注意を向けますが，左半球は右空間だけに注意を向けています。左半球に損傷があれば，健常な右半球が左右空間に注意を向け無視は生じません。しかし，右半球に損傷があった場合には，左空間に注意は向けられませんが，健常な左半球は右空間だけに注意を向けていますので，左半側空間無視が生じるとされます。

2. 表象障害説

　この説だけで半側空間無視を説明することはできませんが，表象障害説の説明を導いた研究は興味深いものです。脳内で左側の表象（イメージ）が作れないことで左半側空間無視が生じると説明されます。ビジアチとルザッティ

5.3 半側空間無視

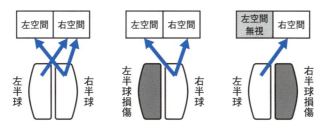

図 5.7 左半側空間無視の発現機序

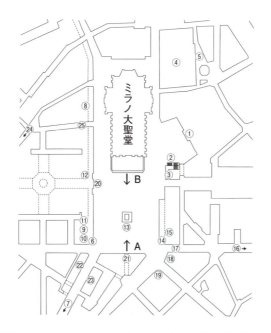

図 5.8 ビジアチとルザッティ (1978) で使われたミラノ大聖堂の建物配置図
(Bisiach & Luzzatti, 1978)

(Bisiach & Luzzatti, 1978) は，イタリアのミラノ大聖堂の広場をよく知る半側空間無視患者を対象に，病院のベッドで，AとBのそれぞれの方向に立った場合，思い浮かぶ建物を報告してもらいました。Aの場合（図 5.8，数字は建物を指す），つまり大聖堂に面して立ったときに思い浮かぶ建物は，図 5.8 の①②③④などのこの図の右側の建物を報告し，左側については言及しませんでした。同じ患者に対してBの場合，つまり大聖堂を背にして立ってもらった

場合に報告されたのは，同じく，先ほど報告しなかった⑥⑦⑧⑨⑩⑪⑫などのこの図の左側の建物でした。先ほど（A）は報告された①②などの右側の建物について言及はありませんでした。これらの結果から，患者の左側の表象が形成できないことが半側空間無視の原因だと主張しました。

　その他にも，運動前野の不全のため，損傷半球の対側での運動やその方向への運動ができなくなるとする方向性運動減少説や，左側への眼球のサッケード（高速眼球運動）の立ち上がり不全による眼球運動障害説などがあります。

5.3.4　半側空間無視への介入

　介入方法を大別すると，トップダウンアプローチとボトムアップアプローチがあります。前者において，エビデンスレベルで高い改善効果が確認されているのが，包括的な視覚探索訓練です。半側空間無視患者は，左側を探索しようとせず，右側の刺激に引きつけられ，解放されにくいのが特徴です。そこで，頭部を十分に左側に向けさせて，左側に探索を開始する標的（アンカリングポイント）を準備します。患者のレベルに合わせて刺激の密度や難易度を調整します。

　後者のボトムアップアプローチは，意識的に左側を向かせるのではなく，無意識的に左を向かせる介入方法です。維持されている感覚ルートや感覚─運動協調を介して空間性注意にアプローチするものです。

　その一つがプリズム順応療法です。視野を右側に平行移動させる偏光プリズムつきの眼鏡を着用し，腕の動作が見えないようにした状態で前方の標的に手を伸ばすという訓練です。健常者に実施すると，最初のうちは標的にうまく到達することはできませんが，何度か繰り返すと，正しく標的に手を伸ばすことができるようになり，これをプリズム適応とよびます。この原理を半側空間無視患者に適用するわけです。プリズム順応後，眼鏡を外すとプリズムでずらした方向とは逆方向にずれるため，無視の程度が改善されます。水野（2016）によれば，回復作用の機序はまだ明らかになっていないものの，大がかりな装置が不要で，比較的回数の少ない介入で効果が長く続くため，臨床応用可能性は高いとしています。

コラム 5.1　擬似的無視

　本文でも紹介したように，線分二等分試験は，半側空間無視のアセスメントに使用される代表的な簡易検査です。右半球損傷の場合，その対側である左空間に無視が生じるため，二等分した点が中心よりも「右側」にずれてしまいます。つまり，左側の線分に気づいていないためこのような右へのずれが生じるのです。おもしろいことに，この課題を健常者に実施すると，非常にわずかですが，二等分した点が「左側」へ寄ってしまう現象が報告されています（Jewell & McCourt, 2000）。

　左方向へのずれの度合いはほんのわずかですが，多くの対象者に一貫してみられます。まるで線分の右側を無視してしまうような現象であるため，「**擬似的無視**（pseudoneglect）」とよばれます。

　この擬似的無視は，空間的注意のラテラリティによるものと考えられています。この代表的な仮説が空間定位仮説です。線分二等分試験のような視空間課題を実行している最中には，右半球が左半球よりも活性化していることが知られています（Fink et al., 2000）。この活性化半球の対側（つまり，左空間）への注意定位が強く生じます。その結果，線分の左側への注意が向けられることでわずかに左側の線分を過大評価してしまい，二等分点が左へずれてしまうことになります。

　この擬似的無視は，年齢，性別，利き手，線分の長さや位置などによって変動することもわかっており，非常に単純な検査ではありますが，人の認知機能を探究する重要なツールだといえます。

参考図書

苧阪 直行（編）（2013）．注意をコントロールする脳――神経注意学からみた情報の選択と統合――　新曜社

ポスナー，M. I.・レイクル，M. E.　養老 孟司・加藤 雅子・笠井 清登（訳）（1997）．脳を観る――認知神経科学が明かす心の謎――　日経サイエンス社

復習問題

1. 右半側空間よりも左半側空間を無視する患者が多い理由を説明してください。
2. 半側空間無視を査定する机上のスクリーニング検査を2つ挙げ，それぞれ説明してください。
3. ポスナーらが提唱した注意の3つの下位システムについて説明してください。

第6章 言語の障害

> 言語の障害には，先天的な原因に伴う言語発達障害と脳血管障害などによる後天的な言語障害があります。本章では成人における後天的な言語の障害である失語症について学んでいきましょう。

6.1 失語症の定義

はじめに，失語症とはどのような障害でしょうか。

失語症は，脳内の**言語領野（言語野）**の損傷によって，一度獲得された言語機能が障害されるものです。失語症では，聞く，話す，読む，書くといったすべての**言語モダリティ（様態）**が損なわれます。

少し詳しく説明しましょう。「言語領野（言語野）」というのは大脳にある言語を司る領域のことで，特に左脳の**シルビウス裂周囲言語領域**（図6.1）は言語機能に重要な役割を果たしていることがわかっています。失語症は脳内のこ

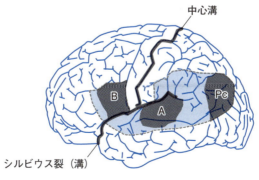

図6.1 シルビウス裂周囲言語領域 (Dejerine, 1914より作成)
B はブローカ領野，A はウェルニッケ領野，Pc は角回を表しています。

のような部位に器質的な損傷があってはじめて生じる症状です。ですから，精神的なショックなどによって言葉が出なくなることがありますが，これは失語症ではありません（心因性失声症など）。

　また，失語症は「一度獲得された言語機能が障害される」後天的障害です。一般に，私たちが成人としての言語機能を獲得するのは15歳頃とされています。失語症とは成人言語を獲得した後に，脳の言語領野に損傷を受けた場合に生じる言語障害です。2〜15歳くらいの間，言語獲得の途中で脳の損傷を受けて言語に障害が生じた場合は「小児失語」とよび，（成人の）失語症とは区別をします。

　そして，失語症では「聞く，話す，読む，書く」といったすべての言語モダリティが損なわれます。言語には音声による言語と文字による言語があり，私たちはそれぞれの言語を用いて理解し，表出します。失語症は言語の障害ですので，音声言語も文字言語も，理解も表出も，障害されることになります。ただし，それぞれの言語モダリティの障害の重症度にはばらつきがあります。たとえば，話すことがとても困難ですが聞いたり読んだりする理解の障害が比較的軽度である，あるいは滑らかに話すことができるけれど理解の障害が重度である，など失語症にはさまざまなタイプがあります。また，失語では数字の操作にも困難があり，計算の機能も損なわれます。

6.2　失語症の原因疾患

　次に失語症の原因疾患について説明しておきましょう。失語症の原因は中大脳動脈の損傷に起因する脳血管障害が多いことがわかっています。2015年に日本高次脳機能障害学会（現日本高次脳機能学会）が行った大規模な調査によれば，失語症の原因疾患は脳梗塞がもっとも多く，全体の53％，次いで脳出血が30％であり，これにくも膜下出血の5％を加えると，実に全体の約90％が脳血管障害ということになります（図6.2）。失語症の原因にはこの他にも脳外傷や脳腫瘍，変性疾患などがあり，脳に器質的損傷を与えるものはすべて失語症を引き起こす可能性があります。

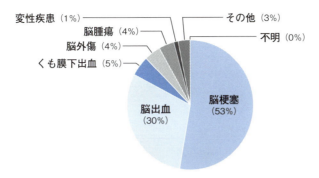

図 6.2 **失語症の各原因疾患の割合**（高次脳機能障害全国実態調査委員会，2016 より作成）

これに対して，小児失語の原因疾患では脳血管障害は少なく，頭部外傷が多いことが知られています。

6.3 失語症の神経学的基盤

失語症が，言語領野の損傷によって生じる症状であることを 6.1 節で説明しました。ここでは言語領野の構造と機能について解説します。

6.3.1 「私たちは左脳で話す」

失語学の研究者として，まずはじめに登場するのはブローカ（Broca, P. P.；1824-1880）です（1.1 節参照）。ブローカが 1861 年に最初に学会発表した失語症例の病巣が後にブローカ領野とよばれる左脳の部位であり，その後の失語症例においても病巣は左脳にあったことから，ブローカは「私たちは左脳で話す」と言語障害は左半球損傷によることを提唱しました。

近年の研究では，言語機能は 98% 近くの人で左脳に偏在しており，その傾向は特に右手利きの人に強いことが明らかになっています。言語領野は基本的に左脳にあり，言語機能がある脳の半球を**優位半球**とよびます。

6.3.2 シルビウス裂周囲言語領域

6.1 節で，左脳のシルビウス裂周囲言語領域が言語機能に重要な役割を果た

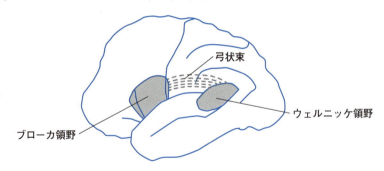

図 6.3　ブローカ領野とウェルニッケ領野（Benson, 1979 より作成）
ブローカ領野は運動言語中枢，ウェルニッケ領野は感覚言語中枢とよばれます。これら２つの領域を皮質下で弓状束が結んでいます。

していることを述べました。次にこの領域に含まれる各部位の機能について説明します。

　ブローカ領野は，下前頭回（第３前頭回）後部（脚部）にあり，三角部，弁蓋部がこれに該当します（図 6.3）。この部位は，言語機能の中でも特に発話運動に関する機能を担っており，運動言語中枢とよばれることがあります。この部位の損傷によって発語失行とよばれる構音の障害を伴う，とつとつとした発話が特徴的なブローカ失語が生じるとされています。しかし，実際は三角部と弁蓋部のみの損傷ではブローカ失語は生じず，ブローカ失語が生じるにはブローカ領野を含むより広範な皮質・皮質下の病変を含むことがわかっています。失語症の名称や症状については後の 6.4 節で説明します。

　ウェルニッケ領野は，左上側頭回（第１側頭回）後部にあり，ブローカ領野が発話の運動言語中枢であることに対して，感覚言語中枢とよばれています（図 6.3）。側頭葉は聞こえた言語音を分析して言語の理解を行う場であり，ウェルニッケ領野の損傷によって聴覚的理解障害が明確なウェルニッケ失語が生じるとされています。ウェルニッケ失語の場合も，実際にウェルニッケ失語が生じる部位としてはウェルニッケ領野に加えて，中側頭回後部や縁上回，角回などを含むより広範な損傷による場合が多いことが明らかになっています。

　縁上回は，下頭頂小葉の一部でシルビウス裂の終端を取り囲むような部位にあります。縁上回の皮質下，白質には弓状束という連合線維が走っており，ブ

ローカ領野とウェルニッケ領野を結んでいます（図 6.3）。古典的には，ウェルニッケ領野（感覚言語中枢）で聞いた言葉をブローカ領野（運動言語中枢）につなぐ弓状束は**復唱路**とされ，この損傷によって復唱の障害が特徴的な**伝導失語**が生じるとされています。この古典的な学説にはいくつかの疑念が挟まれているところですが，縁上回の損傷が言語に影響を与えることは明らかです。近年では縁上回の損傷は音韻の障害と関連が深いことが指摘されています。

角回はシルビウス裂周囲言語領域から少し後方に外れていますが，特に文字言語の処理に重要な部位とされています。角回は縁上回とともに下頭頂小葉を構成し，側頭，頭頂，後頭葉の接合する部位にあります。角回はそれぞれの頭葉が担う，聴覚，体性感覚，視覚情報を連合する部位であり，音声言語と文字言語を統合する部位であるという考え方があります。

6.4　失語症の分類

　失語症の分類にはいくつかの方法があります。本節では，失語症を分類する上でもっとも基本的な項目である流暢性について説明した上で，失語症の古典的分類について説明します。

6.4.1　流暢性による分類

　失語症は，**非流暢タイプ**と**流暢タイプ**に二分されます。失語症患者の発話が非流暢か，流暢か，という視点は発話特徴の総括として一般的に記載されますし，失語タイプとして記載されることもあります。

　非流暢タイプの発話は，発話の量も少なく，句の長さも短くなります。いわゆるろれつが回らず，とつとつとして苦しそうな**努力性発話**です。発話は抑揚を欠いて平板な印象になり，それを**プロソディの障害**といいます。流暢タイプの発話は上述した非流暢な症状がない発話ですが，しばしば発話量が病前よりも多くなり過剰な発話を示すことがあります。また，流暢タイプでは「えーと，わからないなあ」などの**空語句**という情報伝達には役立たない発話や，**錯語**という目標語の言い誤りが著しいために，たくさん話すわりには伝える情報量が

少ない，という特徴があります．

6.4.2 古典的分類

わが国では，ゲシュウィント（Geschwind, N.；1926-1984）らが率いるボストン学派による失語症の分類が古典的分類として一般的に用いられています．この分類では，発話の流暢性，復唱の障害，聴理解障害，の3つの側面から失語症のタイプを8つに分類します（図6.4）．各タイプの失語症の特徴について概説します．

1. ブローカ失語

発話（の運動）に障害が目立つタイプで，運動失語ともよばれます．非流暢タイプの失語で，発語失行あるいはアフェミー，アナルトリーといわれる構音の障害をほぼ確実に伴うタイプです．構音とは口元で言葉として適切な音を作ることを指します．発語失行の原因は，運動麻痺や失調，錐体外路症状などの運動障害ではなく，構音のプログラミングの障害と説明されて，一貫性のない構音の誤りが特徴とされます．先にも述べましたが，ブローカが最初に提唱した言語領野に関わる失語タイプであることからその名前が冠されています．ブローカ失語では，理解の障害は比較的軽度ですが，発話は発語失行によるたどたどしさに加えて，言葉自体を想起する困難さがあります．「りんご」を「みかん」などと言い誤る語性錯語がしばしばありますが，この後に説明するウェ

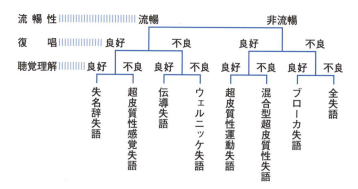

図6.4 古典的分類による失語症の8タイプ（紺野，2001より用語を一部変更）

ルニッケ失語に頻繁にみられるように「りんご」を「らんげ」のように音韻を誤るような言い誤り（**音韻性錯語**）は少ない傾向にあります。また，文章で話すときには，「私＿りんご＿食べたい」のように，助詞が省略される**失文法**という症状がみられます。書字は発話と同様に想起が難しく，漢字にもかなにも困難があります。

2. ウェルニッケ失語

ウェルニッケ（Wernicke, C.；1848-1905；図 6.5）は，ブローカが発表した，発話に重篤な障害がある失語とは異なったタイプの失語が存在することを発表し，後に古典的分類として整理される失語学説を唱えました。ウェルニッケ失語は，ブローカ失語とは対象的に，発話は流暢で構音の障害はなく，聴理解が著しく低下する失語です。そのため，ブローカ失語が運動失語とよばれるのに対して，ウェルニッケ失語は**感覚失語**ともよばれます。ウェルニッケ失語の発話量はしばしば過剰になり，その状態を**語漏**といいます。適切な言葉の想起に困難があり，そのために言い誤りが多くなります。言い誤りには語性錯語，音韻性錯語の他に，「りんご」を「コウショウショ」などと言うような，目標語の推測もできない**語新作**（**新造語**）が出現します。言い誤りがあまりに著しい場合にはまったくわけがわからない発話，**ジャルゴン**になることもあります。文章では，「子どもをりんごが食べる」のように，助詞を誤る症状があり，これを**錯文法**といいます。ウェルニッケ失語の重要な症状として，語音の聴覚的分析ができない障害があり，これを**語音認知の障害**といいます。そのために聞

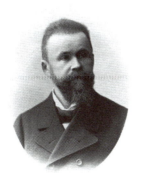

図 6.5　ウェルニッケ

き誤りが多く，聴覚的理解障害が確実に存在します。聞くことが難しいので復唱も困難です。読み書きについても，発話と同様に「そば」を「うどん」などと読み誤ったり，書き誤る，**語性錯読・語性錯書**や，「えんぴつ」を「えんぽつ」と誤る，**音韻性錯読・音韻性錯書**などが生じます。

3. 伝導失語（conduction aphasia）

　発話は流暢で聴理解も比較的良好ですが，復唱が困難であることが特徴とされるタイプです。失語としては全般的に軽度なのですが，音韻の誤りが多く，たとえば「かたぐるま」と言いたいときに，「か<u>て</u>くるま，かたくるま，か<u>て</u>ぐるま，かたぐるま」というように，何度も音韻性錯語を繰り返しながら目標語に近づく行動がみられます。このような行動を**接近行動（接近行為）**といいます。伝導失語の特徴としてもう一つ，**聴覚的短期記憶**に障害があることが指摘されます。聴覚的短期記憶とは，聞いた言葉や数字を頭の中で繰返しリハーサルできる容量のことであり，健常者では 7±2 とされています。伝導失語では，この容量が 2 単位程度にまで低下しているということがよくあります。伝導失語の復唱障害の背景には，聞いた言葉をすぐに忘れてしまう，あるいは聞いた言葉の音韻を正しく配列できない，といった症状があります。読み書きの障害は比較的軽度ですが，音韻の障害を反映したかなの書き誤り（音韻性錯書）があり，音読では音韻性錯読が生じます。

4. 全失語（total or global aphasia）

　もっとも重篤な失語であり，すべての言語モダリティが重度に障害された失語型です。日常会話の理解も困難で，発話はほとんどなく，話せたとしても発語失行を伴う努力的な非流暢発話ですが，「あらやだ！」など感情的，偶発的な発話がみられることがあります。また，**再帰性発話**という印象的な**自動言語**がみられることがあります。自動言語とは，本人の意図や意識のコントロールを超えた発話のことです。再帰性発話は重篤な発話障害がありながら，特定の音や語のみが自動的，強迫的に繰り返される発話です。再帰性発話は重度のブローカ失語にみられることもあり，ブローカ（Broca, 1861）の報告した症例は「タンタン」という再帰性発話を話し，周囲からは「タン氏」とよばれていたといいます。

全失語は，ブローカ領野，ウェルニッケ領野双方を含むシルビウス周囲言語領野の広範な病変によって生じます。

5. **失名辞失語**（anomic aphasia）

失名詞失語，健忘失語，ともいいます。全失語とは対照的にもっとも軽い失語という認識も可能です。発話は流暢であり，失語は全般に軽く，ものの名前が出てこない喚語困難のみが目立つ症状です。目標語が言えずに黙ってしまうことが主症状であり，あるいは「鏡餅」を「お正月に飾るもの」など他の言葉で説明しようとする迂言がしばしばみられます。錯語はあってもあまり多くありません。あらゆるタイプの失語が回復した最終段階の失語型として出現する場合もあります。

6. **超皮質性感覚失語**（transcortical sensory aphasia）

超皮質性タイプの失語には，超皮質性感覚失語，超皮質性運動失語，混合型超皮質性失語，の3つがあります。超皮質性失語はいずれも復唱が良好であることが特徴です。超皮質性感覚失語は，発話は流暢で滑らかによく話す，という印象を与える失語症です。同じ流暢タイプの失語であるウェルニッケ失語や伝導失語との重要な違いは，復唱が良好であり，特に音韻性錯語がない（あってもわずか）という点です。ものの名前が出ない喚語障害は確実にあり，他の言葉への言い間違い（語性錯語）が頻繁にみられます。たとえば「ねこ」を「のれん」と言うなど，目標語と意味的にかけ離れた言い間違い，無関連錯語が著しく多い場合は，相手にまったく伝わらない発話となり，この発話は意味性ジャルゴンといいます。また，たとえば「お名前は何ですか」と尋ねられた際に，「お名前は……○○です」のように，相手の発話の一部（または全部）をオウム返しして話す反響言語がみられます。聴覚的理解障害は重度であり，相手の発話を正しく復唱していても理解ができていない場面が多々あり，印象的です。また，言葉の形（音韻形態）は正確に把握していながら，意味につなげることができない症状は文字にも現れます。「新聞」の書きとりをする場面で「心文」と書くような類音的錯書がみられます。音読でも同様に，「草花」を「そうか」と読むなど単語の意味を理解せずに読む類音的錯読もみられることがあります。超皮質性感覚失語の中でも特に意味の障害が重篤な亜型があり，

表6.1 言語モダリティ別にみた失語症の主な言語症状

話す	流暢性	①発話量低下，②努力性の増大，③構音の障害（発語失行），④発話単位（句の長さ）の減少，⑤プロソディ障害などの症状の有無で評価をする．これらの症状が著しい場合の発話を非流暢，これらの症状がない（あるいは著しいとはいえない）場合の発話を流暢という．
	発語失行	アフェミー，アナルトリーともいう．言語障害と構音障害の中間に位置する構音のプログラミングの障害とされる．
	喚語困難	目標語が言えずに発話に空白ができる状態．
	語性錯語	別の語への置き換えの言い誤り．
	意味性錯語	目標語と意味的関連を有する語性錯語（例：えんぴつ→消しゴム）．
	無関連錯語	目標語と意味的関連性が見出せない語性錯語（例：えんぴつ→かぼちゃ）．
	音韻性錯語	音素性錯語，字性錯語ともいう．目標語の音韻を誤った言い誤り．誤り方には，省略（例：えんぴつ→えんぴ），付加（えんぴつく），転地（えんつぴ），置換（えんぺつ）などがある．
	語新作（新造語）	目標語が推定できない非実在語への言い誤り（例：りんご→コウショウショ）．
	迂言	語の特徴や形状，用途などを表現する言葉（例：鏡餅→お正月に飾るもの）．
	ジャルゴン	ジャーゴンも同じ．聞き手が了解できないわけのわからない発話．語新作が多く含まれる語新作ジャルゴンや，語新作をまったく含まず無関連錯語が著しい意味性ジャルゴンなどがある．
	自動言語	本人の意図によらない自動的に口にしてしまう発話．
	再帰性発話	全失語または重度ブローカ失語にみられることがある自動言語．重度に発話障害がありながら，唯一話すことができる音（例：タンタン）や単語（例：ジューマンエン）であり，患者は強迫的に再帰性発話のみを滑らかに話す．
	反響言語	相手の発話の一部または全部をオウム返しして話す．自動言語の一つ．
	補完現象	慣用的な語句など発話の前半を聞いてその続きを自動的に補完して話す現象（例：おはよう→ございます）．
聞く	語音認知障害	語音聾ともいう．語音のカテゴリー認知の障害で，聞いた語音を語音として聞きとることができない．
	聴覚的短期記憶障害	聞いた言葉や数字を一時的に留めてリハーサルできる容量が減少する障害．健常者の容量は7±2単位．
書く	語性錯書	別の語への置き換えの書き誤り．
	音韻性錯書	目標語の一部の音韻を書き誤る（例：えんぴつ→えんぽつ）．
	形態性錯書	目標の文字と形態が似た文字への書き誤り（例：は→ほ，鳥→島）．
	類音的錯書	意味を理解せずに音韻的ルールにのみ則した書き誤り（例：「新聞」の書きとり→真文）．
読む	語性錯読	別の語への置き換えの音読の誤り．
	音韻性錯読	目標の文字と形態が似た文字への音読の誤り（例：は→ほ，鳥→島）．
	類音的錯読	意味を理解せずに音韻的ルールにのみ則した音読の誤り（例：草花→そうか）．

語義失語といいます。超皮質性感覚失語は，認知症の初期段階で観察される失語型でもあります。

7. 超皮質性運動失語（transcortical motor aphasia）

復唱が良好な非流暢発話の失語型です。ブローカ失語のように発語失行を伴うこともありますが，あっても軽度です。自発話が少なく**発話の発動性**が低下して，発話の開始に著しい努力性を伴う場合もあります。理解の障害は軽度です。

超皮質性運動失語は，前頭葉の損傷によって生じる**前頭葉症状**と深い関わりのある失語型です。

8. 混合型超皮質性失語（mixed transcortical aphasia）

全失語と同様に，表出も理解も重度に障害される失語型ですが，全失語との違いは復唱が可能である点です。基本的に発話量は少なくほとんど自発話はありませんが，反響言語や**補完現象**といったいくつかの自動言語がみられることがあります。補完現象とは，たとえば「いつもどうも」と話しかけると「ありがとう」と自動的に補って発話するものです。この失語型は認知症がある程度進んだ段階で観察されることがあります。

混合型超皮質性失語は，**言語野孤立症候群**ともよばれ，古典的にはシルビウス裂周囲言語領域を取り巻く病変のために，言語領域が孤立し，復唱のみが保存された重篤な言語症状が出現すると解釈されています。

失語症のタイプごとにさまざまな症状を説明してきましたが，失語症における代表的な症状について言語モダリティ別に整理したものを**表6.1**に示します。

6.5 認知神経心理学的アプローチによる失語症状の解釈

認知神経心理学的アプローチは，脳損傷者の症状を健常者における情報処理モデルを用いて説明するという方法です。近年，このような研究の方法が失語症の臨床において広く用いられています。言語情報処理モデルにはいくつもの種類がありますが，中でも大きな影響を与えたモデルはモルトン（Morton, 1980）らが提唱した**ロゴジェンモデル**であり，その後複数の研究者によって改

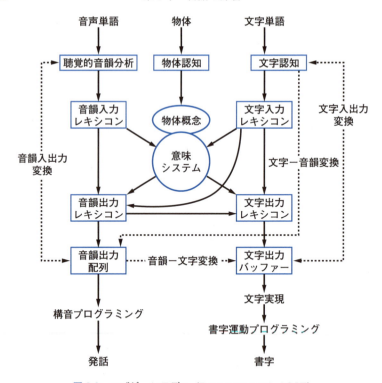

図 6.6　ロゴジェンモデル（Patterson et al., 1987）
レキシコンは単語（語彙項目）の音韻情報や綴り情報の集合体で心的辞書とも訳されます。バッファーは（一時）貯蔵庫と訳されます。

訂が重ねられています。図 6.6 は，パターソンら（Patterson et al., 1987）によるロゴジェンモデルです。モデルは箱と矢印で構成されており，箱は独立したモジュール（機能単位）で，それらはプロセスを表す矢印で結ばれています。このモデルでは，聞く，話す，読む，書く，の4つの言語モダリティと，復唱，音読，写字，書きとり，といった言語の出入力の経路が表されています。

6.6　失語症のアセスメント

失語症のアセスメントでは，まずは難聴や運動障害に伴う構音障害，記憶障害，注意障害，認知症などさまざまな周辺症状との鑑別が必要です。さらに，

6.6 失語症のアセスメント

聞く，話す，読む，書く，の各言語モダリティにおける障害の様相や重症度を把握することが重要です。失語症の専門的なアセスメントは言語聴覚士が行います。

本邦でもっとも一般的に用いられている失語症の鑑別診断検査は，標準失語症検査（Standard Language Test of Aphasia; SLTA）です。この検査のプロフィールから，失語症のタイプや重症度を把握して必要な掘り下げ検査や治療方針が立てられます。図 6.7 はブローカ失語中等度症例の SLTA プロフィールの例です。失語症鑑別診断検査はこの他に，WAB 失語症検査日本語版，老研版失語症鑑別診断検査（D.D.2000）があります。

アセスメントは，鑑別診断検査の他にも，言語モダリティごとにさまざまな

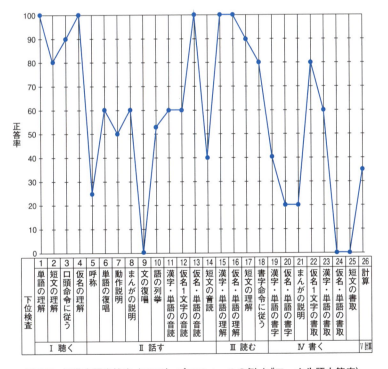

図 6.7 標準失語症検査（SLTA）プロフィールの例（ブローカ失語中等度）
Ⅰ聴く，Ⅱ話す，Ⅲ読む，Ⅳ書く，の4つの言語モダリティとⅤ計算の5つの大項目，26の下位検査項目があります。すべての検査を行ってプロフィールを作成し，モダリティ別の症状や重症度を把握します。

表 6.2　失語症アセスメントのための掘り下げ検査の例

領域	検査名	概要
語彙	失語症語彙検査（a Test of Lexical Processing in Aphasia; TLPA）	言語情報処理モデルに基づく語彙に関する複合的検査。
	SALA 失語症検査（Sophia Analysis of Language in Aphasia; SALA）	言語情報処理モデルに基づく語彙に関する複合的検査。
統語	失語症構文検査（Syntactic Processing Test of Aphasia; STA）	構文能力を理解・産生の側面で評価。
聴覚的理解	トークンテスト	2 種類の形（丸，四角），2 種類の大きさ（大，小），5 種類の色（赤，青，黄，白，黒）の 20 枚のトークン（代用貨幣）を用いて口頭指示に従う課題。
理解	標準抽象語理解力テスト（The Standardized Comprehension Test of Abstract Words; SCTAW）	抽象語を用いて，軽度の言語理解障害を抽出する検査。対象は失語症に限らず，小児から成人まで。
実用コミュニケーション	実用コミュニケーション能力検査（Communicative Abilities in Daily Living; CADL）	非言語的能力を含めたコミュニケーション能力の評価。日本人が日常生活を営む上で最低限必要な 34 のコミュニケーション活動を模擬的に行い，活動制限や参加制約を探索してコミュニケーションの実用性を評価。
補助	標準失語症検査補助テスト（Supplementary Test for Standard Language Test of Aphasia; SLTA-ST）	軽度の失語症状の把握，SLTA の掘り下げテストとして作成された検査。

掘り下げ検査を適宜用いて行われます（表 6.2）。

6.7　失語症への対応

　失語症では，言葉を理解することにも表出することにも困難が生じています。しかしながら記憶や認知機能に障害があるわけではありませんから，言葉を道具としてうまく使えなくなった状態，と理解することができます。そのため，失語症者はしばしば言葉が十分に通じない外国人旅行者に例えられます。そのような失語症者への対応のポイントをいくつかまとめてみます。

6.7.1　表出が困難であることへの対応

　失語症があると，言いたい言葉がなかなか出てきません。まずは，聞き手が失語症者の反応をしばらく気長に待つという構えが重要です。そして，答えやすい質問の形式を工夫することも有用です。たとえば，「いつ」「どこで」「誰が」「何を」「どうして」などのいわゆる英語の WH 質問は失語症者が答えにくい質問です。「食べたいのはうどん？そば？」のように答えの候補を呈示したり，「痛いですか？」のようにはい・いいえで簡単に答えられる質問を工夫して問いかけることが求められます。また，うまく話せないからとひらがなの50音表を呈示して言いたい言葉を1文字ずつポインティングして伝えるように求める場面がありますが，この方法は一般には失語症者に通用しません。この方法が有用なのは麻痺などの運動障害による構音障害の場合で，失語症では言葉を1文字ずつに分解して選び，伝えることはかえって難しい作業になります。

6.7.2　理解が困難であることへの対応

　失語症者は言葉を理解することに時間がかかり，一度に多くの情報を理解することができません。そのため，話し手はぺらぺらと話すのではなく，ゆっくりと区切って話し，要点を伝える配慮が大切です。漢字で情報の要点を書いて示しながら伝えることも効果的です。

　失語症者とのコミュニケーションでは，話し言葉に頼ることをせずに，身振りや実物，文字やサイン，カレンダー，地図など，目で見てわかるさまざまな手段（表 6.3）を活用し，おおらかな気持ちで対応することが大切です。

表 6.3　目で見てわかるさまざまなコミュニケーション手段の例
（八王子言語聴覚士ネットワーク，2016）

・身振り，表情，指差し
・実例を見せる，現場に一緒に行く
・文字，絵
・カレンダー，時計
・地図，路線図
・新聞，チラシ
・写真，アルバム
・コミュニケーションノート（会話ノート）

参考図書

波多野 和夫・中村 光・道関 京子・横張 琴子（2002）．言語聴覚士のための失語症学　医歯薬出版

紺野 加奈江（2001）．失語症言語治療の基礎——診断法から治療理論まで——　診断と治療社

八王子言語聴覚士ネットワーク（編）（2016）．やさしいコミュニケーション障害学——基礎からわかる言語聴覚療法の実際——　三輪書店

復習問題

1. 失語症とはどのように定義される障害でしょうか。3つのポイントを押さえて説明してください。
2. 言語領野とよばれる脳の部位について説明してください。
3. ブローカ失語とウェルニッケ失語について，それぞれの病変部位，言語症状の特徴について対比しながら説明してください。
4. 失語症者とコミュニケーションをとる際に重要なポイントを5つ以上挙げ，その理由も添えて説明してください。

第 7 章 行為の障害

神経心理学における行為の障害として，本章では失行を中心に学びます。失行にはいくつかの種類がありますので，その代表的なものの症状や評価方法などについて解説します。失行の他に，構成障害と前頭葉性の行為障害についても概要を学んでいきます。

7.1　失　行

7.1.1　失行の定義

　失行を学ぶには，まずリープマン（Liepmann, H. K.；1863-1925）（図7.1）の研究について理解する必要があります。リープマンの定義によれば，**失行**とは局在性の脳損傷により出現する後天的な障害の一つであり，習熟した目的運動が障害されるもので，運動麻痺，運動失調，不随意運動，感覚障害，精神症状などで説明ができないものをいいます。習熟した目的運動とは，たとえばおいでおいでと人を手招きする，くしやハサミなどさまざまな道具を用いて行う

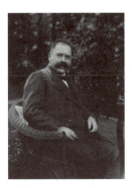

図7.1　リープマン

動作など，教育や経験を通して生得の運動能力に追加された能力を指します。患者は，どのような運動を行うべきか理解できているにもかかわらず，要求された行為を正しく行うことができません。

後述しますが，失行にはリープマンが整理した3つの失行があり，これらを**古典的失行**とよびます。現在，古典的失行の他にいくつもの失行が提唱されていますが，研究者によって失行の定義が異なる現状があります。本節では古典的失行といくつかの代表的な失行について学びます。

7.1.2 失行の神経学的基盤

前章では，失語症が左脳の損傷で生じることを学びましたが，失行も基本的に左脳の損傷によって生じます。言語と行為の障害は共に左脳の損傷によって生じ，合併しやすくなります。ただし，これは古典的失行の観念失行と観念運動失行についてであり，右脳の損傷によって生じる失行もあるので注意が必要です。

リープマンは，脳の運動野の近傍，より具体的には中心回に**運動表象**が保存されていると考えました。運動表象とは，運動の反復によって習得された記憶であり，**運動のエングラム**ともいうことができます。さらに，左脳の頭頂葉には一連の複雑な運動の空間的時間的運動表象が保存されているとして，これを**観念企図**とよびました。これは個々の要素的な運動を空間的，時間的に系列化

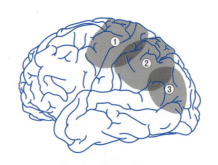

図7.2　リープマンの失行論 (Liepmann, 1920)
①に運動表象があり，この部位の病巣で肢節運動失行が生じ，③に観念企図がありこの病巣で観念失行が生じます。①と③をつなぐ②の病巣で観念運動失行が生じる，と想定されました。

したイメージの記憶です。運動表象と観念企図の部位について，図 7.2 に示しています。リープマンは，運動表象と観念企図のそれぞれの障害やそれぞれの機能の離断によって 3 つのタイプの失行を説明しています。

7.1.3 古典的失行の分類

リープマンによる 3 つの古典的失行は，次の通りです。

1. 肢節運動失行

運動が拙劣になる失行で，拙劣症とよばれることもあります。これは，目的の行為に失敗があるわけではなく不器用になる，という症状です。この失行は生活場面においても困難を生じます。

【評価】

母指頭を他の指の指頭に次々に触れさせることで，指の分離運動を調べます。また，机上に置いた硬貨などをつまむ，ボタンをかける，その他手指を使った運動を観察して評価します。明らかな運動や感覚障害がないにもかかわらず，手指の運動に拙劣な症状がある場合に肢節運動失行を疑います。

【メカニズム】

この失行の発生メカニズムは，運動表象の障害として説明され，中心前回や中心後回（中心回）の損傷によって生じるとされています（図 7.2）。これは損傷された脳と反対側の上肢に生じるもので，運動麻痺に近い症状と考えることもできます。

2. 観念運動失行

さようなら，と手を振るなどの習慣的動作や，タバコを吸うまねなど物品の使用動作について言語命令あるいはモデルを示されて模倣をすることが困難になる失行です。

リープマンは 1 つの物品を実際に使用する動作の障害もこの失行に含めていますが，近年では観念運動失行は物品を用いないパントマイムの障害とする立場が主流です。

【評価】

評価は習慣的動作とパントマイム動作を言語命令と模倣の 2 通りで行います。

習慣的動作には，さようなら，おいでおいで，敬礼などがあり，これらを**信号動作**とよぶことがあります。パントマイム動作は，物品を持ったつもりでその動作を行うもので，歯を磨く，髪をとかす，タバコを吸う，釘を打つ，などがあります。これらの動作が検査場面で誤りがある場合にこの失行を疑いますが，観念運動失行では，これらの動作が<u>日常生活の自然な場面では行える</u>ことが重要です。いくつかの失行では，意図的，随意的な検査場面と自動的な生活場面で行為の成功に乖離が生じます。これを**意図と自動性（随意性）の乖離**とよびます。

観念運動失行にみられる特徴的な行為の誤りとして，**錯行為（錯行）**があります。これはたとえば，敬礼の動作を求められた際においでおいでをしてしまうなど，他の行為への置換のことです。また，パントマイム動作では，たとえば「歯ブラシを持ったつもりで歯を磨くまねをしてください」のように指示しますが，人差し指を歯ブラシに見立てて磨く動作を行う，といった誤りがしばしばみられます。このように，身体の一部を物品に見立てた行為は **BPAO**（Body Part As Object）とよばれます。

【メカニズム】

この失行は，観念企図と運動表象の離断によって生じると説明されます。左脳の頭頂葉にある観念企図では一連の行為が計画されますが，それを実行する運動表象にうまく情報を伝えられません。錯行為が生じるのはそのためです。観念運動失行は，左大脳の損傷（図7.2）によって左右どちらの手にも生じます。

3. 観念失行

リープマンの定義では，観念失行は<u>複雑な一連の行為の障害</u>としています。この古典的失行の立場では，観念失行は行為の全体的な概念や意味が喪失される障害と理解できます。しかしながら近年では，使用する物品が単数，複数にかかわらず，<u>対象物を正しく操作できない状態</u>と定義することが多くなりました。

【評価】

物品を用いて操作する課題を，言語命令や模倣で行って評価します。単一の

物品の使用について，観念運動失行の評価で行ったパントマイム動作の課題に，実際の物品を用いて動作を求める形で評価します。また，一連の系列動作の評価を行います。たとえば，茶筒から茶葉を出して急須に入れてポットの湯を注いで茶を入れる，といった複数の物品を用いた動作を課します。患者は茶筒から出した茶葉を湯飲みに入れてしまったり，茶筒に湯を注いでしまうなどの印象的な誤りを犯します。観念運動失行は日常生活にも支障が生じます。

【メカニズム】

この障害のメカニズムとして観念企図の障害（図7.2）が想定され，運動表象が担う個々の要素的運動は可能であるにもかかわらず，個々の運動の空間的，時間的な系列を誤るというものです。

観念失行の概念，その定義については複数あるのが現状ですが，いずれの立場をとるにせよ，物品の操作が困難な患者の観察の際には，その症状が系列動作においてのみ困難なのか，単一の物品の操作にも困難があるのか，といった視点が重要です。観念失行は左頭頂葉の損傷によって両手に物品の使用障害を生じます。

7.1.4　その他の代表的な失行

次に，古典的失行の他にいくつかの代表的な失行について概説します。

1. 口部顔面失行

口腔顔面失行，口舌顔面失行などともよばれます。口部顔面の動作について言語命令や模倣の指示に従って正しく行えない障害です。

【評価】

舌を出す，舌打ちをする，咳払いをする，ささやき声で話す，頬を膨らませる，額にしわを寄せるなど，口部顔面を用いる動作を言語命令，模倣で行わせて評価します。これらの行為の障害は検査場面でのみ観察されて，日常生活で問題になることはまずありません（**意図と自動性の乖離**）。特徴的な誤りとして，「咳払いをしてください」という指示に，咳払いを行わず代わりに「えへん」などと言語化するといった行為がみられます。

【メカニズム】

この失行は，観念運動失行が口部顔面に出現した症状と理解され，病巣も観念運動失行と類似しているとされています。

2. 着衣失行

衣服の着脱が選択的に困難になる障害です。意図と自動性の乖離はなく，生活場面でも困難であるために**着衣障害**とよばれることもあります。左半側空間無視や左半側身体失認による着衣の障害はこの概念に含めません。

【評価】

前開きの上着などを渡して，それを着る様子を観察して評価します。着衣失行の患者は，衣服の前後，左右，裏表がわからず袖に足を通そうとしたり，袖口から手を通そうとするなど困惑します。ボタンをかけたり外したり，またネクタイを結ぶことも困難になるので，そのような観察も重要です。身体の右側のみに着衣をして左側の着衣を行わない場合は，着衣失行ではなく左半側空間無視や左半側身体失認を疑います。

【メカニズム】

着衣失行は衣服と自分の身体との空間的関係の把握ができない症状と理解されており，右脳の頭頂葉との関わりが重視されています。

7.1.5 失行のアセスメント

失行のアセスメントでは，まずは運動障害や感覚障害，半側空間無視などの視空間障害など，行為に支障をきたす他の障害との鑑別が必要です。また，失語症などにより言語命令など評価者の教示が適切に理解されていない可能性も考慮する必要があります。認知症などによる一般的認知機能の低下によって課題の理解が困難になる場合もあります。失行は失語症と合併する可能性が高く，また認知症の部分的な症状として出現することもありますから，行為ができない原因が何によるものか注意深く観察する必要があります。

本邦で標準化された総合的な失行の検査には，**標準高次動作性検査**（Standard Performance Test of Apraxia; SPTA）があります。また **WAB 失語症検査**（Western Aphasia Battery; WAB）の一部である行為と構成課題でも評価を行うことができます。

7.1 失　行

表7.1　標準高次動作性検査　検査項目（日本失語症学会，1999）

大項目	小項目
1. 顔面動作	1. 舌を出す 2. 舌打ち 3. 咳
2. 物品を使う顔面動作	火を吹き消す
3. 上肢（片手）慣習的動作	1. 軍隊の敬礼　　　　　　　　（右） 2. おいでおいで　　　　　　　（右） 3. じゃんけんのチョキ　　　　（右） 4. 軍隊の敬礼　　　　　　　　（左） 5. おいでおいで　　　　　　　（左） 6. じゃんけんのチョキ　　　　（左）
4. 上肢（片手）手指構成模倣	1. ルリアのあご手 2. ⅠⅢⅣ指輪（ring） 3. ⅠⅤ指輪（ring）（移送）
5. 上肢（両手）客体のない動作	1. 8の字 2. 蝶 3. グーパー交互テスト
6. 上肢（片手）連続的動作	ルリアの屈曲指輪と伸展こぶし
7. 上肢・着衣動作	着る
8. 上肢・物品を使う動作 　（1）上肢・物品を使う動作 　　　（物品なし）	1. 歯を磨くまね　　　　　　　（右） 2. 髪をとかすまね　　　　　　（右） 3. 鋸で木を切るまね　　　　　（右） 4. 金槌で釘を打つまね　　　　（右） 5. 歯を磨くまね　　　　　　　（左） 6. 髪をとかすまね　　　　　　（左） 7. 鋸で木を切るまね　　　　　（左） 8. 金槌で釘を打つまね　　　　（左）
（2）上肢・物品を使う動作 　　　（物品あり）	1. 歯を磨く　　　　　　　　　（右） 2. 櫛で髪をとかす　　　　　　（右） 3. 鋸で板を切る　　　　　　　（右） 4. 金槌で釘を打つ　　　　　　（右） 5. 歯を磨く　　　　　　　　　（左） 6. 櫛で髪をとかす　　　　　　（左） 7. 鋸で板を切る　　　　　　　（左） 8. 金槌で釘を打つ　　　　　　（左）
9. 上肢・系列的動作	1. お茶を入れて飲む 2. ローソクに火をつける
10. 下肢・物品を使う動作	1. ボールをける　　　　　　　（右） 2. ボールをける　　　　　　　（左）
11. 上肢・描画（自発）	1. 三角をかく 2. 日の丸の旗をかく
12. 上肢・描画（模倣）	1. 円 2. 立方体
13. 積木テスト	▼

表7.2 標準高次動作性検査　スクリーニング・テスト用項目
（日本失語症学会，1999）

大項目	小項目
1. 顔面動作	1. 舌を出す 2. 舌打ち 3. 咳
2. 上肢（片手）手指構成模倣	1. ルリアのあご手 2. ⅠⅢⅣ指輪（ring） 3. ⅠⅤ指輪（ring）（移送）
3. 上肢・描画（模倣）	1. 卍 2. 立方体

表7.3 標準高次動作性検査　反応分類（日本失語症学会，1999）

反応分類	反応
正反応	正常な反応
錯行為	狭義の錯行為や明らかに他の行為と理解される行為への置き換え
無定形反応	何をしているか解らない反応，部分的行為も含む
保続	前の課題の動作が次の課題を行うとき課題内容と関係なく繰り返される
無反応	何も反応しない
拙劣	拙劣ではあるが課題の行為ができる
修正行為	目的とする行為に対し試行錯誤が認められる
開始の遅延	動作を始めるまでにためらいが見られ，遅れる
その他	上記に含まれない誤反応

1. 標準高次動作性検査（SPTA）

　この検査は，古典的失行を検出するとともに，脳損傷者や高齢者にみられる運動障害や，一般的認知機能の低下によって説明しきれない種々の行為の障害を検出して，高次動作性機能障害の鑑別や分析を可能とすることを目的に作製されました。検査は13の大項目から構成されており（表7.1，表7.2），行為障害の有無や特徴，おおよその重症度を評価することができます。検査では，反応の成否のみではなく，反応の質的特徴を評価するために，誤り反応を分類する基準が設けられています（表7.3）。

2. WAB失語症検査　行為と構成課題

　本検査は失語症の鑑別診断検査の一つですが，失語症の検査項目以外に失行検査を含んでいます（表7.4）。結果の点数から重症度評価が可能です。

表7.4 WAB失語症検査における失行を評価する検査項目

(WAB失語症検査(日本語版)作製委員会, 1986)

Ⅶ. 行為	Ⅷ. 構成行為　視空間行為
上肢	A. 描画
1. げんこつを作ってください。 2. 兵隊さんの敬礼をしてください。 3. 手を振って「さよなら」をしてください。 4. 頭をかいてください。 5. 指をならしてください。	1. 円 2. 四角形 3. 立方体 4. 時計 5. 木 6. 家 7. 人の姿 8. 線の分割
顔面	B. 積み木問題
6. 舌を出してください。 7. 目を閉じてください。 8. 口笛を吹いてください。 9. 花の匂いをかぐ真似をしてください。 10. マッチを吹き消す真似をしてください。	WAISの積み木課題からの抜粋
道具使用	
11. 櫛でとかす真似をしてください。 12. 歯ブラシで歯をみがく真似をしてください。 13. スプーンで食べる真似をしてください。 14. 金づちで打つ真似をしてください。 15. 鍵をかける真似をしてください。	
複雑な動作	
16. 車を運転する真似をしてください。 17. 戸をたたいて開ける真似をしてください。 18. 紙を2つに折る真似をしてください。 19. タバコに火をつける真似をしてください。 20. ピアノを弾く真似をしてください。	

　これらの総合的な検査結果や日常生活上の観察から，行為の障害について総合的にアセスメントを行います。

7.1.6 失行への対応

　古典的失行は左脳の損傷によって生じ，失語症と合併する確率がとても高い障害です。言語理解が不確実なために，言語指示による行為の評価や指導は困難な場面があります。また，前述の通り観念運動失行には意図と自動性の乖離があり，失行があっても生活場面ではその行為ができないことはありません。失行の中でリハビリテーションが必要になるのは，観念失行や着衣失行です。

観念失行では物品の操作，複雑な系列動作に困難が生じます。意図と自動性の乖離があることは強調されませんが，実際には検査場面で使えない道具を生活場面では使えるということは少なくありません。その行為が必要な場面で使用を進めることが大切です。その物品が使いやすい環境を整えた上で，誤りのない学習として繰り返すこと，そして誤った際には正しい動作を視覚的に呈示するとともに手を添えて運動覚にも伝えて，正しい動作を繰返し行わせることが重要とされています。系列動作では，複数の動作を細分化して，1つずつできるように進めていくことが有用です。

着衣失行に対するリハビリテーションでは，患者は衣服の前後，左右，裏表などがわからなくなるため，衣服に「表」「右袖」などのラベルを貼り，そのラベルを頼りに言語の手がかりに従って更衣を行います。更衣の手順を決め，手続きを細分化して，可能なところから段階的に進めます。着衣失行は右脳損傷に伴う失行であり，失語症は合併しないので言語的手がかりを活かすことができます。

7.2 構成障害

7.2.1 構成障害とは

構成障害とは，描画や積み木の構成など，種々の構成課題において困難を示す症状で，構成の対象である部分を空間的に正しく配置して全体の形態を形成する能力の障害です。従来，構成失行とよばれていましたが，構成には視空間性の認知を含めた包括的な能力が不可欠であるため，近年では単に行為の障害（失行）とはとらえずに，構成障害とよぶことが一般的になっています。

【評価】

描画の他に積み木，パズルなどの2次元構成課題を行って評価します。描画課題には，言語指示で描画を促すものと模写を行わせるものがあります。図形の描画課題には簡単な日常物品（時計の文字盤など）や幾何図形，立方体透視図などを用います。図形の模写課題として用いることができる標準化された検査には，**ベントン視覚記銘検査（図7.3）やレイ・オストリッチの複雑図形検**

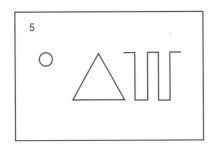 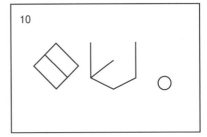

図7.3 ベントン視覚記銘検査の図版の例(Benton, 1963)

10枚の図版を用いて検査を行います。同質の図版セットが3種類あり，練習効果と習熟の影響を避けて再検査を行うことができます。採点方法は正確数方式と誤謬数方式があります。正確数方式では，各図版ごとに1または0を与えます。誤謬数方式では，誤謬は，省略・ゆがみ・保続・回転・置き違い・大きさの誤りの6部門に分類されます。

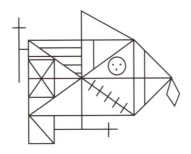

図7.4 レイ・オストリッチの図(Osterrieth, 1944)

複雑図形を刺激材料として，図形処理の能力と記銘再生能力を検査します。実施方法は，模写課題，即時再生課題，遅延再生課題があります。評価は，複雑図形の18のユニットに対して採点を行います。

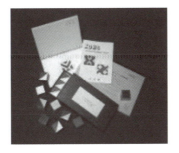

図7.5 コース立方体組み合わせテスト(千葉テストセンターHPより)

4原色に彩色された立方体を用いて模様を作る検査です。

査（Rey-Osterreith Complex Figure Test）（図7.4）があります。これらの検査は視覚的記銘力の検査ですが，構成能力も評価することができます。2次元構成課題では，幾何図形をマッチ棒のようなスティックで構成させる課題や，各面の色が異なる立方体の積み木を用いてモデルの模様を構成する課題などがあります。標準化された積み木を用いた構成課題には，ウェクスラー成人知能検査第4版（Wechsler Adult Intelligence Scale-Fourth Edition; WAIS-Ⅳ）の中に含まれる積み木模様の課題や，コース立方体組み合わせテスト（図7.5）があります。これらの検査は知能検査ですが，構成能力について評価することができます。

7.2.2 構成障害のメカニズムと対応

　構成の障害は左右どちらの脳の損傷によっても生じることがありますが，いずれの脳の損傷であっても頭頂葉の損傷との関わりが深いことがわかっています。左脳の損傷による構成の障害は，構成の手順が悪いなど失行的な困難さが目立ち，それに対して右脳の損傷では，対象の図形の視空間的知覚・分析に困難さが目立つとされています。また，前頭葉の損傷でも構成障害が生じる場合があり，これは構成について合理的に計画して実行することが困難になるためで，遂行機能障害と関連があると考えられています。

　構成障害への対応については，左脳損傷の場合には視覚的手がかり，右脳損傷の場合には言語的手がかりが有用であるとされています。課題の内容を細かく段階に分けて，段階ごとに構成が可能となる手がかりを呈示して進めます。徐々に手がかりを減らして，手がかりがなくても構成できるように導きます。

7.3　前頭葉性の行為障害

　前頭葉の損傷によって行為や行動に障害が生じることがあります。前節で説明した「失行」によって損なわれるのは物品の操作やそのパントマイム，といった行為の内容の障害ですが，前頭葉の障害では行為の形式に障害が生じます。本節では，病的把握現象と，精神運動性の障害に伴う行為，行動の障害につい

て概説します。この他に前頭葉性の行為障害として遂行機能障害がありますが，これは別の章で詳しく説明します。

7.3.1 病的把握現象

病的把握現象には，**把握反射（強制把握）**と**本能性把握（強制模索）**の2つがあります。これらは新生児で生理的な反射現象として現れていたものが発達とともに潜在化し，それが脳の病変によって再び出現したものと説明されます。

把握反射（強制把握）は手掌を近位から遠位方向に圧迫しながら擦る刺激に対して，不随意に握って離せなくなる症状です。患者は車椅子の手すりなどを一度握ってしまうとなかなか離すことができずに，反対の手で離そうとするなどします。

本能性把握（強制模索）は把握反射よりも複雑な行動を伴って，対象物をとらえようと手指や上肢全体を用いて探索して把握する行為です。把握反射は手掌の遠位方向の刺激に対する反応ですが，本能性把握では，上肢の部位や方向に関係なく触刺激によって誘発されます。対象物を遠ざけるとそれを追いかけたり（磁性反応），取り去ろうとするとより強く握る（罠反応）もみられます。また，触覚性の刺激のみならず，視覚性の刺激にも誘発される場合があります（視覚性探索）。

病的把握現象は，前頭葉の内側面の病変によって反対側の手に出現します。把握反射は主として対側の補足運動野の病変によって，本能性把握は対側の前部帯状回の病変によって生じるとされています。

7.3.2 精神運動性の障害

前頭葉の重要な機能の一つに，**精神運動性**があります。精神運動性の障害によって生じる行為の障害を整理しておきましょう（**表7.5**）。精神運動性とは，ウェルニッケ（Wernicke, 1900）が確立し，クライスト（Kleist, 1934）が集成した概念であり，**発動性（起動性）**と**持続性（励続性）**の側面を有します。運動は起動で始まります。自動車の運動に例えるならば，エンジンがブルン，とかかる段階です。精神運動性の発動性（起動性）が損なわれると，**無動性の障**

表 7.5 精神運動性の障害に伴う行為の障害

精神運動性	行為の障害	
	上位分類	下位分類
発動性 （起動性）	無動性 多動性	無動症 多動症
持続性 （励続性）	被影響性	使用行動　模倣行動 環境依存症候群
	固執性	常同行動

害と，逆に起動の制御ができない**多動性の障害**が生じます．無動性の障害では，行為をなかなか開始しない，あるいはまったく動こうとしない**無動症**があります．多動性の障害では，思いついた行為を衝動的に行ってしまう**多動症**があります．

　運動が一度起動されてその運動が持続することを持続性（励続性）といい，自動車に例えるならば一定の速度で走り続けている状態です．精神運動性のこの段階の障害の一つに，環境からの影響を受けやすくなる**被影響性の障害**があります．たとえば，患者は目の前に置かれた物品を使うように指示されなくても何となく使用してしまう現象があり，これを**使用行動**といいます．物品に触らないように指示されるとやめますが，注意がそれるとつい使用してしまいます．また，検査者の身振りやパントマイムを模倣しなさいという指示がないにもかかわらず模倣してしまう現象を**模倣行動**といいます．さらに，日常生活場面でさまざまな物品に対して必要がないのに勝手に関わってしまう症状を**環境依存症候群**とよびます．患者は乗るつもりのないエレベーターのボタンを押す，用のない戸棚を開ける，他人の書類を開く，あるいは机の上の小さなゴミが気になってつまむ，などします．このように，物品などの視覚的刺激に誘発されて容易に行為を起こしてしまうことを**被影響性の亢進**と表現します．

　外的刺激に対する被影響性の亢進に加えて，**固執性**が生じて常同的，反復的な行為が出現することがあり，これを**常同行動**といいます．これはさまざまな状況において常に同一の仕方で一連の行為を繰り返す行動です．例を挙げると，何度もお風呂に入る，水道を見つけると手を洗う，2階に上がったり降りたり

する，など一連の行為が何度も繰り返されてしまいます。

このような行為の障害は一側または両側の前頭葉病変によって，特に**前頭側頭葉変性症**によって生じることが多く，典型的には**前頭側頭型認知症**の症状として観察されます。

参考図書
武田 克彦・波多野 和夫（編著）（2006）．高次脳機能障害――その概念と画像診断―― 中外医学社
平山 惠造・田川 皓一（編）（2013）．脳血管障害と神経心理学　第2版　医学書院
鹿島 晴雄・種村 純（編）（2003）．よくわかる失語症と高次脳機能障害　永井書店

復習問題
1. 失行とはどのように定義される障害でしょうか。リープマンによる定義を説明してください。
2. 古典的失行を説明する上で重要な脳の部位について説明してください。
3. 3つの古典的失行について，それぞれの病変部位と症状について説明してください。
4. 構成障害とはどのようなものか，近年構成失行とよばれなくなった理由も含めて説明してください。
5. 前頭葉性の行為障害にはどのようなものがあるか説明してください。

第8章 記憶の障害

　「記憶」は誰もが日常的に口にする，身近な言葉の一つでしょう。しかしながら，あらためて記憶とはどのようなものか，と問われると，その答えは容易ではありません。昨日夕食にカレーを食べたことを覚えているのも記憶，小学校の校歌の一部をまだ歌えるのも記憶です。「ペリーが黒船に乗って浦賀に来た」ことも，「オタマジャクシがカエルの子である」ことも，「＋は足し算の記号である」ことも記憶していますし，自転車に乗る際には，理屈ではなく身体が乗り方を記憶しています。このように，記憶にはさまざまな側面があることに気がつくのではないでしょうか。

　本章では，記憶とはどのようなものでどのような種類があるのか，脳のどのような部位と関わりがあるのか，そして記憶の障害について健忘症を中心に説明します。

8.1　記憶の分類

　記憶の分類をする上で，まず記憶がどのような過程を経て行われるのか，簡単なモデルを用いて説明しましょう（図8.1）。記憶には，以下の3つの過程があると想定されています。

1. 登録（registration）

　視覚や聴覚などの感覚器官を介して，何らかの情報が取り入れられる過程です。この過程を記銘とよぶこともあります。

2. 保持（retention）

　入力された情報を保持（貯蔵）する過程です。

3. 再生（retrieval）

　保持されている情報を必要に応じて再生（想起）する過程です。

　例を挙げて説明しましょう。文字で呈示された数字列（例：3141592）を記

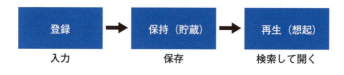

図 8.1　記憶の過程モデル

憶する宿題があったとします。この数字列を覚えようとするには，まずこの数字列を繰返しつぶやくなどして頭の中でリハーサルをするでしょう。意識しないとすぐにこの数字は消えてしまいますが，リハーサルによって短時間把持することができます。このリハーサルの際に用いる記憶を**即時記憶**（immediate memory）といいます。即時記憶は**短期記憶**（short-term memory）に分類される記憶で，これは記憶というよりも新しい情報をわずかの間意識に留めておくエネルギー，能力，と説明されるほうがわかりやすいかもしれません。このように，新たな情報を頭の中に入力する過程を登録といいます。そして登録されたこの数字列を宿題として翌日まで覚えておくためには，さらにリハーサルを繰り返すなどの意識的な働きが加えられて，数字列が保存されます。この過程を保持（貯蔵）とよびます。翌日，この数字列（円周率）を言うように求められた際に検索して思い出すことを再生（想起）といいます。そして，この3つの過程を経た記憶を**長期記憶**（long-term memory）とよびます。

次にこれら短期記憶と長期記憶について詳しくみていきましょう。

8.1.1　短期記憶と長期記憶

登録の際にリハーサルを行う即時記憶は，わずか数秒から数十秒の，保持されることのない短い記憶で，このような記憶を短期記憶とよびます。容量は**7±2**単位という制約があります。さらに，短期記憶に関する研究において，**作動記憶（作業記憶；ワーキングメモリ；working memory）**という概念があります。作動記憶は，「何らかの課題を遂行するために一時的に必要となる記憶」と説明される概念であり，バドリー（Baddeley, A. D.）によるモデル（図8.2）が知られています。このモデルには，言語性の作動記憶を担う**音韻ループ**（phonological loop）と，視覚性作動記憶を担う**視空間スケッチパッド**（vi-

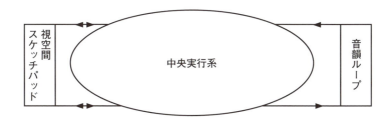

図 8.2　バドリーの作動記憶モデル（Baddeley et al., 1986 を一部改変）

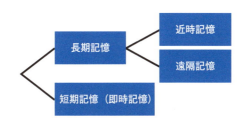

図 8.3　長期記憶と短期記憶の保持時間の長さによる分類

suo-spatial sketchpad）があり，双方を統御する**中央実行系**（central executive）があります。聴覚的に与えられた言語音や視覚的情報は，それぞれ音韻ループと視空間スケッチパッドに短時間保持されながら中央実行系がその情報処理を行う，というものです。この作業はきわめて意識的なもので，この記憶の制御には注意の機能が深く関わっていることも重要な点です。

　短期記憶に相対する記憶として，**長期記憶**（long-term memory）があります。前述の通り，長期記憶とは，登録・保持・再生の 3 つの過程を経た記憶であり，その再生までに保持された時間の長さによって，さらに**近時記憶**（recent memory）と**遠隔記憶**（remote memory）に分類されます。近時記憶は数分から数日，遠隔記憶はそれよりも長い期間保持された記憶を指します。近時記憶と遠隔記憶は相対的に論じられる概念で，厳密な保持時間の長さの定義はありません。

　図 8.3 に，記憶の保持時間の長さによる分類を示しました。

8.1.2 長期記憶の分類

次に，長期記憶についてさらに細かく分類してみましょう（図 8.4）。

長期記憶は，まず言葉によって説明できる記憶とそうでない記憶に分類することができます。前者を，**陳述記憶**または**宣言的記憶**（declarative memory），後者を**非陳述記憶**または**非宣言的記憶**（non-declarative memory）といいます。

陳述記憶には，**エピソード記憶**（episodic memory）と**意味記憶**（semantic memory）があります。

1. エピソード記憶

具体的な出来事の記憶で，いつ，どこで，といった時間的，空間的な情報やその際の感情も含まれる，個人的な，ある特定の出来事の記憶です。一般的に「記憶」というと，このエピソード記憶を指します。**健忘症**という一般的な記憶障害を指す言葉があり，これはエピソード記憶の障害のことをいいます。

2. 意味記憶

世界の知識に関する記憶です。具体的には，言葉の意味，文法や算術の法則，「リンゴが木から落ちるのは引力のためである」といった科学的知識，あるいは「1192 年に鎌倉幕府が開かれた」といった歴史的知識など，習得されたあらゆる知識や教養に関する記憶です。有名な音楽，有名な場所の風景や有名人の相貌の記憶なども含まれます。

エピソード記憶と意味記憶は，陳述記憶，すなわち言葉で説明できる記憶でしたが，以下に説明する記憶は非陳述記憶，つまりその記憶の内容を言葉で説明することができない記憶です。

3. 手続き記憶

手続き記憶（procedural memory）は，言葉で説明できない記憶，身体で覚えている運動や技能の記憶です。たとえば，自転車の乗り方は一度覚えてしまえば，年月を経ても忘れてしまうことはありません。そしてその乗り方を言葉で説明することはできません。理屈ではなく，時間をかけて身体で覚える記憶です。手続き記憶の例として，パソコンのキーボードのブラインドタッチ，楽器の弾き方，水泳，野球でヒットを打つバットの振り方などがあります。また，このような運動の技能だけでなく，たとえば手に持っただけでその重さが正確

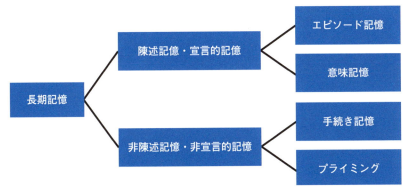

図 8.4　長期記憶の分類

にわかる，といった知覚的能力や，知恵の輪やルービックキューブなどのパズルを瞬時に解くといった，複雑な問題を解く速さや精度が高まることに関する記憶も手続き記憶に含まれます。

4. プライミング

　プライミング（priming）は，先に与えられた刺激がその後に与えられた刺激に対する反応に影響を与える現象，のことです。例を挙げましょう。猫，狐，熊，猿，虎，など動物の名前ばかりを読む課題を行った後に，「イ〇」のように単語の文字の一部を隠して穴埋めする課題を行うと，「イヌ」と動物の名前を答えてしまう確率が高くなります。「イ〇」は，「イヌ」の他に「イス」「イト」「イエ」「イシ」など数多くの候補があるのですが，前の課題で与えられた動物というカテゴリーの刺激が無意識のうちに回答に影響してしまいます。この現象をプライミングといいます。

　長期記憶を分類して，4つの記憶について述べてきましたが，長期記憶を分類するもう一つの視点を学んでおきましょう。それは，記憶の過程の再生・想起の際に，その意識を伴うか否か，ということです。思い出すという想起意識を伴う記憶を顕在記憶（explicit memory），想起意識を伴わない記憶を潜在記憶（implicit memory）といいます。長期記憶の中で，顕在記憶はエピソード記憶のみで，他の3つの記憶は潜在記憶に分類されます。前項で述べた短期記憶も顕在記憶です。

8.1.3 言語性記憶と視覚性記憶

これらは読んで字のごとく，言語，音韻情報の記憶と視覚的情報の記憶です。記憶をこのような視点で分類することも可能です。8.1.1項で作動記憶のモデルについて説明しましたが，それぞれ音韻ループと視空間スケッチパッドを介して長期記憶に保存されるとされています。言語性記憶は左脳，視覚性記憶は右脳の機能と関わりが深いことがわかっています。

8.1.4 展望記憶

記憶は過去の事象を想起するもの，と思われますが，**展望記憶**（prospective memory）は未来の記憶，すなわち予定の記憶です。

郵送の必要がある封書が手元にあるとします。これを通勤の際に駅前の郵便ポストに投函する，という「予定」を立てました。このことが遂行されるためには，①駅前の郵便ポストの前で予定があることを思い出すこと，②封書を投函するという予定の内容を思い出すこと，という2つのことを想起する必要があります。このような予定の記憶を展望記憶といいます。展望記憶は遂行機能など前頭葉機能と関わりが深いことがわかっています。

8.2 記憶に関わる脳の部位

前節では，記憶をいくつかに分類して解説しました。その中で一般的に記憶というとエピソード記憶を指し，その障害を健忘症ということも述べました。本節では，エピソード記憶に関わりの深い脳の部位，すなわち病変によって健忘症を引き起こす部位，について学びます。

8.2.1 エピソード記憶に関わる脳の局在部位

エピソード記憶に関わる部位として，**側頭葉内側面**，**間脳**，そして**前脳基底部**の3つを覚えておきましょう（図8.5）。

側頭葉内側面は，海馬体，海馬傍回，扁桃体などを含む部位で，これらの損傷によって記憶障害が生じることがわかっています。その原因疾患としては，

8.2 記憶に関わる脳の部位 113

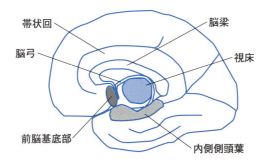

図 8.5 エピソード記憶に関わる脳の局在部位（平山・田川, 2013）

脳炎やてんかん，低酸素脳症が多く，これらの疾患により両側のこの部位に損傷が及んで重篤な記憶障害が生じるとされています。

間脳は，視床とよばれる部位です。間脳を病変とする健忘症の原因疾患では脳出血などの脳血管障害が代表的です。また，古くから，アルコールの多飲によって生じる重篤な記憶障害を伴う症状を**コルサコフ症候群**とよんでいますが，この責任病巣が間脳であることがわかっています。

前脳基底部は，前頭葉眼窩部の後方，視床下部の前方に位置する部位です。この部位を損傷する原因疾患としては，くも膜下出血，特に前交通動脈瘤破裂によるものが挙げられます。

8.2.2 エピソード記憶に関わる脳内ネットワーク

上述のように，エピソード記憶に関する脳の機能局在の考え方がある一方で，脳内の複数の部位を巡る記憶回路の存在を重視する考え方もあります。このように，記憶などの高次脳機能はいくつかの部位の協調的な働きによって遂行される，という考え方を**ネットワーク理論**といいます。

記憶に関するネットワークは大脳辺縁系にあります。記憶回路として，**パペッツ（Papez）の回路**と**ヤコブレフ（Yakovlev）の回路**の2つを覚えておきましょう。

パペッツの回路は，海馬→脳弓→乳頭体→視床前核→帯状回後部→海馬傍回→海馬，という回路です。ヤコブレフの回路は，扁桃体→視床背内側核→帯状

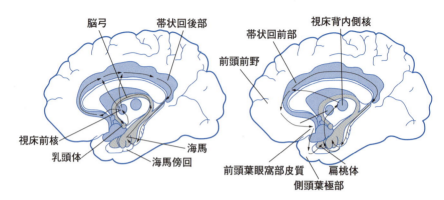

図 8.6　エピソード記憶の脳内ネットワーク（馬場，2017を一部改変）

回前部→前頭前野→前頭葉眼窩部皮質→側頭葉極部→扁桃体，となります（図8.6）。これらの回路は，記憶に深く関わるとともに，情動の回路でもあります。

　それぞれの回路には，前項で解説した記憶の局在部位が散見され，いずれにしても大脳辺縁系領域が記憶に重要な役割を果たしていることは間違いありません。記憶障害のさまざまな症状を神経心理学的に理解する上では，機能局在とネットワーク理論，それぞれの考え方が有用であることを覚えておきましょう。

8.2.3　その他の記憶に関わる脳の部位

　次に，エピソード記憶以外の記憶に関わる脳の部位を概観しておきましょう。
　まず，短期記憶に関して，作動記憶の音韻ループは，左脳（優位半球）のシルビウス裂周囲領域に，視空間スケッチパッドは右脳（非優位半球）の頭頂後頭領域に関連しています。第6章で述べた通り，左脳のシルビウス裂周囲領域は言語機能に深く関わる領域で，この部位の損傷によって失語症が生じます。失語症があると，言語性の聴覚的短期記憶障害を伴う場合が多いことが，このことからもわかります。また，短期記憶は注意機能に支えられる機能なので，

前頭葉の損傷によっても低下する場合があります。

意味記憶は，左側頭葉の前方領域にあるとされています。意味記憶障害がその本質とされる意味性認知症では，この領域に脳の萎縮がみられます。

手続き記憶については，大脳基底核や小脳の機能と関わりが深いことがわかっています。パーキンソン病や小脳の病変によって，手続き記憶が選択的に障害される場合があります。

プライミングは，大脳皮質領域に依存する記憶とされており，1次視覚野がある後頭葉から側頭葉にかけての部位の損傷で視覚的なプライミングが損なわれるといわれています。

このように，エピソード記憶以外の種々の記憶に関わる脳の主な部位は，エピソード記憶の座である大脳辺縁系とは異なっています。その意味でも，エピソード記憶の障害とその他の記憶の障害は独立した関係にあることを理解しておきましょう。

8.3 記憶障害の症状

記憶障害，エピソード記憶障害のことを健忘症といいます。本節では健忘症の症状について説明します。

8.3.1 前向性健忘と逆向性健忘

記憶障害が発症した時点以降のエピソードを記憶できない症状を**前向性健忘**といいます。また，発症した時点以前のエピソードを想起できない障害を**逆向性健忘**といいます。この両者は，健忘症ではほとんどの場合にみられる症状です。逆向性健忘では発症に近い時点のエピソードほど想起が困難である傾向があり，この現象を**時間的勾配**が生じている，といいます

8.3.2 記憶錯誤

さまざまなエピソードを想起できない健忘症状に伴って，想起内容に誤りを認める症状があり，これを**記憶錯誤**（paramnesia）といいます。ちょっとした

記憶違いは誰にでもあることですが，記憶違いのことを記憶錯誤といいます。記憶錯誤には，記憶の時間的定位の誤りや，想起内容を部分的に作り変えてしまう症状があります。いつ，どこで，何があったか，などエピソードの一部を誤って再生してしまう症状です。

前脳基底部の損傷による健忘症では，時間的定位の誤りが特徴的であることが知られており，エピソード自体は覚えているけれどそれぞれのエピソードの時間的関係を誤ります。例を挙げると，娘が訪ねてきて新しい靴を届けてもらったこと，老人会の集まりに出かけたこと，それぞれのエピソードは想起できるけれど，実際には娘が来たのは老人会の集まりのあった3日後であったにもかかわらず，「新しい靴を履いて老人会に行った」と誤ったりします。

また，想起したエピソードの内容を部分的に作り変えてしまう現象では，**重複性記憶錯誤**といわれる興味深い症状がみられることがあります。これは，本来唯一である出来事，場所，人物などが複数あるかのような記憶の錯誤で，たとえば記憶障害を発症することになった交通事故に関して「以前も同じような事故に遭った」「入院している病院と同じ病院が自宅近くにもう一つある」「加害者はもう一人いる」，などといった発話がみられます。

8.3.3 作　話

　作話（confabulation）は，記憶錯誤の想起内容が完全に作り変えられてしまう現象で，想起したエピソードとして事実とはまったく異なる内容が表出されます。たとえば，入院中であるにもかかわらず，今日の午前中は何をしていたか，という問いに「出張で福岡に飛んでいて，今さっき帰ってきました」などと答えたりします。作話には，重篤な健忘症状を背景として質問への回答に当惑して思いついた作り話をしてしまう，という解釈が可能な**当惑作話**という分類があります。また，質問をされる状況であってもそうでなくても，自ら出自について「実は自分は天皇陛下の隠し子であって……」など空想的に話し始める，**空想的作話**と分類される症状もあります。

　前項の記憶錯誤と作話は，記憶障害における質的な障害と考えることができます。本書の範疇である神経心理学を越えて，精神病理学に関わる現象にもつ

ながる症状です。

8.4 記憶障害のアセスメント

記憶障害のアセスメントでは，まずその他の障害との鑑別や合併する症状の整理などが重要です。一見，記憶障害にみえても，実は意識障害の影響があったり，あるいは失語症によって質問に適切に答えることができなくなっている場合があります。また，記憶障害は認知症の症状の一部として出現することが多くあります。認知症では，記憶障害の他にも複数の高次脳機能障害を合併するので，患者の症状や行動の背景にある要因を整理して，特に生活全体を見渡したアセスメントを行うことが重要になります。

以下に記憶障害を評価する代表的な検査や検査方法を紹介します。

8.4.1 総合的記憶検査

記憶障害の全体像を把握するための総合的記憶検査として，**ウェクスラー記憶検査改訂版**（Wechsler Memory Scale-Revised; **WMS-R**）（図8.7）と**日本版リバーミード行動記憶検査**（The Rivermead Behavioural Memory Test; **RBMT**）の2つがあります。

ウェクスラー記憶検査改訂版（WMS-R）では，一般的記憶，言語性記憶，視覚性記憶，遅延再生，注意・集中力，の5つの指標が算出できます。

リバーミード行動記憶検査（RBMT）は，日常生活において記憶障害が明ら

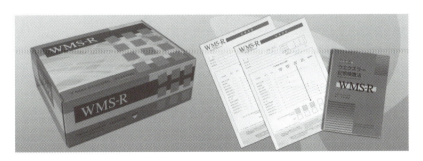

図8.7　ウェクスラー記憶検査改訂版（日本文化科学社 HP より）

表 8.1　日本版リバーミード行動記憶検査の構成 (綿森ら，2023)

1. 姓名	6. 顔写真
2. 持ち物	7. 道順
3. 約束	8. 用件
4. 絵	9. 見当識と日付
5. 物語	

かになる場面をシミュレーションしながら行う検査で，リハビリテーションの具体的な手がかりを得ることができます。この検査には展望記憶を評価する課題が含まれています（表 8.1）。

8.4.2　前向性健忘（記銘力）の検査

　前向性健忘とは，発症以降に新しいことを記憶することの障害です。ここでは，記銘力検査として，新しい事柄を学習（記銘）して比較的短い時間内に再生する検査を紹介します。言語性検査と視覚性検査があります。

　言語性の記銘力検査では，従来三宅式記銘力検査（東大脳研式記銘力検査）が使われていますが，近年，使用される単語を時代に合わせて考慮し，検査の標準化を行った標準言語性対連合学習検査（Standard verbal paired-associate learning test; S-PA）が作成されています。いずれの検査も意味的関連のある対語（例：海―船）と意味的関連のない対語（例：練習―地震）それぞれ 10 組を読み上げて記銘させた後に，対語の一方を聞いてもう一つの語を答えさせる，という形式です。

　視覚的記銘力検査には，レイ・オストリッチの複雑図形検査とベントン視覚記銘検査があります。レイ・オストリッチの複雑図形検査は，複雑な図形を模写して，一定時間後にもう一度その図形を思い出して描くという検査です。ベントン視覚記銘検査は，10 枚の図版を用いて，視覚呈示されたそれぞれの図版を記銘して再生する検査です（第 7 章図 7.3，図 7.4 参照）。

8.4.3　逆向性健忘の検査

　逆向性健忘の検査では，発症以前の経験や出来事である遠隔記憶をどれくら

8.4 記憶障害のアセスメント

い想起できるかを評価します。逆向性健忘では，遠い過去よりもより近い過去の事柄が障害されやすい（時間的勾配）ことを念頭に実施することが大切です。逆向性健忘の期間は発症時から数時間，数日程度のこともありますが，年単位で損なわれていることも少なくありません。損なわれ方も，エピソードを聞かされてそのことがあったことを認識することを**再認**といいますが，その再認もできないほど健忘が重篤である場合があります。あるいは，再生はできないが再認はできる，エピソードの一部だけを想起できる，記憶錯誤が混ざる，などさまざまです。発症から遡ってどれくらいの期間，どのような症状の逆向性健忘があるのかを評価します。

　検査では，個人的，社会的な出来事・事実を時系列で整理したものを準備して質問します。

　個人的出来事については，その方の子どもの頃から最近までの大きなエピソード（生まれた場所，卒業した学校名，職歴や仕事の内容，結婚，旅行，など）を家族から情報を得て時系列で尋ねていきます。このような個人的出来事に関する記憶を**自伝的記憶**といいます。

　社会的出来事については，多くの人が知っていると思われる出来事を時系列で尋ねます。質問する社会的出来事は，政治面（時の政治家，政策など），社会面（大きな事件，災害など），スポーツ（オリンピック，野球の優勝チームなど），芸能（流行した映画，ドラマ，歌，注目を浴びた芸能人など）など，複数の側面で準備しておくとよいでしょう。重度健忘症患者の逆向性健忘の評価例を**表 8.2** に示します。

　また，政治家や文化人・芸能人など知名度の高い人物の生存を尋ねて，すでに亡くなっていることを忘れていることから逆向性健忘の期間のあたりをつける検査もあり，これを**生死テスト**といいます。**プライステスト**は，タクシーの基本料金や定形郵便物の基本料金などの値段を尋ねる検査で，患者が認識している値段が現在の物価に対応しているか，それと異なる場合は何年前の物価に対応した回答であるかを判断して健忘の期間を推測します。

第 8 章　記憶の障害

表 8.2　逆向性健忘の評価例

年	発症からの経過（年）	社会的出来事	再生もしくは再認	自伝的出来事	再生もしくは再認	逆向性健忘の評価
2019（発症年）	0	イチロー引退	−	スマホの購入	−	＋
2018	1	カルロス・ゴーン会長逮捕	−	実母の死去	−	＋
2017	2	トランプ大統領就任	−	弟の結婚式	−	＋
2016	3	熊本地震	−	転職	−	＋
（中略）						
2011	8	東日本大震災	＋	自身の結婚	±	±
2010	9	はやぶさ帰還	−	自宅の引っ越し	±	±
2009	10	マイケル・ジャクソン死去	＋	沖縄旅行	±	±
2008	11	秋葉原通り魔事件	＋	アメリカ旅行	＋	−
（中略）						
2003	16	SMAP「世界に一つだけの花」	＋	就職	＋	−
2002	17	多摩川にアゴヒゲアザラシ	＋	専門学校生活	＋	−
2001	18	アメリカ同時多発テロ	＋	専門学校入学	＋	−

症例は 36 歳の女性。ヘルペス脳炎で記憶障害を発症しました。発症から 7 年前までの出来事はまったく再生・再認ができませんでしたが，8 年前の結婚式については再生や再認が可能でした。しかしどのようなドレスを着たか，仲人は誰かなど一部の記憶がありませんでした。自宅の引っ越しや沖縄旅行なども，当然覚えているはずの記憶の一部の想起に困難がありました。11 年以上前の記憶については再生・再認が可能であり，約 10 年間の逆向性健忘が認められました。

8.5　記憶障害への対応

　記憶障害に対する訓練・支援は，エピソード記憶障害そのもの（機能的障害）の改善を目的にするものと，生活全体を視野に入れて活動制限・参加制約の軽減を目的にするものがあります。

　記憶障害があることは，基本的な日常生活を妨げ，身体機能その他のリハビリテーションを進める上でも大きな支障となります。記憶の機能的改善を待つ

8.5 記憶障害への対応

表 8.3 記憶障害に対するアプローチの例

アプローチ	具体的方法の例
直接的訓練	反復記憶
代償的訓練	言語的方略 　　間隔伸長法　PQRST 法[1] 　　語頭文字・脚韻記憶法　物語作成法 非言語的方略 　　視覚イメージ法　ペグ法 手がかり漸減法[2] 誤りなし学習（エラーレスラーニング）[3]
代理手段の利用	アラーム　手帳
障害認識への働きかけ	面接　グループ訓練
環境調整	学校や職場の関係者への症状の説明

1) PQRST 法：Preview（予習），Question（質問），Read（読む），State（表現する），Test（試験）の5つの手順を経て，お知らせやニュースなどまとまった内容を記憶する方法です。
2) 手がかり漸減法：徐々に手がかりを減らして記憶する方法です。
3) 誤りなし学習：学習の過程で誤りをさせないようにする方法です。

のではなく，適切な学習方法や指導方法の導入，代償手段の獲得や環境調整を積極的に進めることが大切です。記憶障害への対応例を**表 8.3** に示しました。

参考図書

武田 克彦・波多野 和夫（編著）（2006）．高次脳機能障害——その概念と画像診断 ── 中外医学社
平山 惠造・田川 皓一（編）（2013）．脳血管障害と神経心理学　第2版　医学書院
鹿島 晴雄・種村 純（編）（2003）．よくわかる失語症と高次脳機能障害　永井書店

復習問題

1. 記憶の3つの過程について説明してください。
2. 短期記憶とはどのようなものか説明してください。
3. 作動記憶（ワーキングメモリ）とはどのようなものか説明してください。
4. 長期記憶とはどのようなものか説明してください。
5. 陳述記憶（宣言的記憶）とはどのような記憶で，それにはどのような記憶が含まれるか説明してください。
6. 非陳述記憶（非宣言的記憶）とはどのような記憶で，それにはどのような記憶が含まれるか説明してください。
7. エピソード記憶に関わる脳の部位を3つ挙げてください。
8. 代表的な総合的記憶検査を2つ挙げてください。
9. 前向性健忘はどのようなものか説明し，検査法を挙げてください。
10. 逆向性健忘とはどのようなものか説明し，検査の方法を説明してください。

第9章 遂行機能（実行系機能）

遂行機能（executive function）は，言語による推論，問題解決，計画，系列化，注意維持，干渉への耐性，フィードバックの利用，複数課題の同時行為，認知の可塑性，新規刺激への対応，などの幅広い認知処理や行動能力を包含する用語，いわゆるアンブレラ・ターム（総称，上位語）に他なりません。

別な表現をすれば，遂行機能とは，目的をもった一連の活動を有効に成し遂げるため，自分で目標を設定し，それを念頭に置きながら，目標に至る細かい手順の計画を立て，必要な場合には修正しながら行動を効果的に行う能力のこと，といえるでしょう。

心理学の分野では遂行機能を**実行系機能**とよび，行動を効果的に行うことを検討する場合には注意，記憶，情報処理などの用語が使用されます。脳の損傷と行動の障害との関係を検討する臨床神経心理学からみた場合は遂行機能，実験心理学や動物を用いた研究からは実行系機能と，同じ機能に2つの用語が使われてきました。

本章では，「遂行機能」の用語で記述します。

9.1 遂行機能の概念モデル

遂行機能の概念を提案したのはイギリスのバドリー（Baddeley, A. D.）で，記憶の研究者である彼は，視覚や聴覚の入力情報を人間がどのように処理するのかを研究し，認知の仕組みを包括的に説明するモデルを1970年頃から発表してきました。彼は脳の損傷で記憶機能を失った人を対象に研究したこともあり，臨床神経心理学にも親和性の高い研究者です。第8章でも紹介したように，彼は，情報の処理と制御とを行う**作動記憶**（または，**作業記憶**；**ワーキングメモリ**）モデルを提案しました。このモデルは，下位の記憶貯蔵庫として，**視空間スケッチパッド**と**音韻ループ**を構成要素とします。前者はモノの形や空間で

の位置情報を扱い，後者は音韻情報（聴覚情報）を処理します。この2つの下位システムを制御するものとして，**中央実行系**という，視覚および聴覚刺激がごく短時間保持される記憶システムを中心的な構成概念として想定したのです。構成概念とは，「物理的な実体は不明だが，想定しておくと便利な考え」というもので，心理学が扱うパーソナリティや学力などは構成概念の代表的なものです。

臨床神経心理学では，このような構成概念モデルを基盤にして，記憶，注意（集中，配分，切り替え）などの，日常生活を適応的に送るために欠くことができないさまざまな機能が脳損傷により失われる場合に，その機能障害の評価と損傷で失われた機能を取り戻すリハビリテーションが課題となります。

9.2 遂行障害をもたらす原因

それでは，遂行機能はどのような原因で障害されるのでしょうか。遂行機能障害には，生まれたときから目標志向的な行動ができないという場合は含まれません。人生のある時点まで問題なく可能であった，「目的を設定し，課題を解決していくこと（たとえば，起床して身なりを整え，近くのバス停まで歩き，バスに乗り，会社近くのバス停で降りて，会社の入口で守衛さんに社員証を提示し，自分の部署に着く）といった日常生活ができなくなった」というようなケースを対象にしています。ある時点とは，脳損傷が生じたときのことです。つまり，遂行機能障害は，近年統合失調症の患者を対象とすることもありますが，脳損傷により生じる場合を対象にした議論が主になります。

人間の脳は受胎時から発達を続け，20歳頃にピークを迎えます。この発達を規定しているのは**遺伝子情報**です。遺伝子DNAはタンパク質のアミノ酸配列を決める情報をもち，すべてが読みとられるわけではありませんが，情報に対応するタンパク質が作られることで，遺伝子情報は発現します。このことは，遺伝子情報が，皮膚になったり，脳細胞になったりする場所（組織），時期，量を規定するということです。人間の場合には脳細胞，および細胞間ネットワークがほぼ完成するのが20歳頃です。それまでの発達の過程で，環境との相

互作用により，脳内のネットワークが完成します。そして，それには個人差が生じることになります。

発達がピークに至った脳は，それ以降は細胞の死滅やネットワークの消失により，機能は低下をたどり始め，50歳頃からそのスピードが目立ってきます。これは老化現象とよばれているもので，これも遺伝子情報の発現に他なりません。

このような遺伝子情報の発現途中で，突然脳が壊れる場合があります。それは大別して，次の3つの原因で生じます。

1. 加齢などによる疾患

脳に腫瘍ができることで脳組織が破壊される。脳内の血管が詰まったり（梗塞），破れて（脳出血），脳細胞に栄養が届かず，脳組織が破壊される，など。

2. 感 染 症

さまざまな感染症で炎症が起きて高熱が続き，その熱により脳組織が破壊される，など。

3. 脳 外 傷

転落や交通事故が原因の打撲で脳組織が破壊される。あるいは，銃の弾丸により脳組織が破壊される，など。

これら3つの原因のうち，**脳外傷**（Traumatic Brain Injury; TBI）は遂行機能障害に関連する研究がもっとも多く行われています。脳外傷の場合，高所からの転落や自動車の衝突事故で挫滅や擦過傷などをもっとも受けやすいのは前頭葉です。脳幹部に傷を受けた場合には生命を失いやすかったり，植物状態に

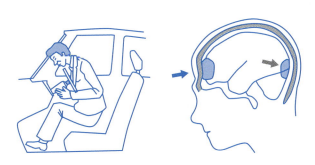

図9.1　**自動車事故での直接損傷の仕組み**（蒲澤秀洋より）

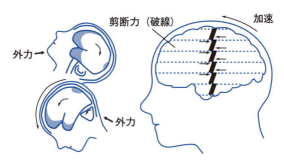

図9.2 外から物理的な力が加わった場合の反衝損傷の仕組み（蒲澤秀洋より）

なったりします。図9.1は追突事故の場合の直接損傷で前頭葉，反衝損傷で後頭葉が傷を受けることを説明するものです。

図9.2は外力が加わった場合に脳が挫傷しやすい部位を示しています。脳組織は硬い頭蓋骨で覆われたプリンのようなものなので，揺れが大きい場合には，力が加わった部位と反対側の部位が壊れやすくなります。これは**反衝損傷**（counter-coup）とよばれます。また，揺れ戻す際に加速度が加わるために，細胞体だけでなく，細胞の軸索が破断する可能性が大きくなります。したがって，脳血管障害のように限られた脳部位損傷で失語症や失行症などの症状が生まれるのではなく，脳外傷の場合にはびまん性（部位が局所でないこと）の損傷となることが多く，記憶障害，注意障害，遂行機能障害，社会行動障害，コミュニケーション障害などで構成される，いわゆる高次脳障害がもたらされることがあるのです。これらの高次脳障害を生み出す脳外傷の場合，骨折などのように外見でわかる損傷ではないために，本人や家族はストレスフルな状況に置かれがちです。社会復帰には長い時間と訓練（認知リハビリテーション）が必要となります。

9.3 遂行機能障害の説明理論と評価

遂行機能障害をもたらす脳内の仕組み，つまり神経基盤は，脳損傷者や動物を対象とする研究から，前頭葉，より具体的には，前頭前野眼窩部（orbito-

9.3 遂行機能障害の説明理論と評価

frontal cortex），前頭前野内側部（medial prefrontal cortex）が関連することが明らかになっています。前頭葉の最先端部の前頭前野は，いろいろな部位から神経伝達情報が集約されるゲートウェイ（gateway；適切な経路で宛先のネットワークに届ける出入口）となる部位で，遂行機能にはもっとも重要な基盤です。さらに線状体（striatum），側坐核（nucleus accumbens），視床（thalamus）も関連する脳部位です。

　ただ，遂行機能障害，すなわち前頭葉損傷であると，単純に考えるのは問題があります。私たちの脳は1つのシステムとして機能します。つまり，自動車が，ハンドル，エンジン，タイヤ，などのいろいろな部品から成り立つ1つのシステムと考えられるのと同じように，脳は複数の部位のネットワークから成り立つ組織（システム）なので，前頭葉に隣接する線状体（運動や意思決定に関与する細胞群の神経核）や側坐核（報酬，快感に関与する神経核），大脳皮質の下部にある視床（大脳の中心に位置し，脳幹部を介して上がってくる末梢からの知覚情報を大脳皮質に送る中継点）なども連動して，どこかが損傷されると，前述したどの原因であってもさまざまな様式の機能不全が生まれるのです。脳外傷では前頭葉が壊れやすく遂行機能障害が生じやすい傾向はあるものの，脳損傷による機能障害は遂行機能単独でという場合は少なく，記憶や注意などの関連する高次脳機能が複合的な様相を示す形式で障害されるのが一般的です。

9.3.1　遂行機能の評価

　遂行機能が低下しているか否かの測定・評価は，公認心理師の仕事に含まれるものです。遂行機能障害は脳の損傷ですが，脳組織に欠損があることがCTスキャンやMRIの形態画像で明確に確認できない場合や，脳波，PETスキャン，fMRIなどの機能画像でもはっきりとした機能低下が確認できない場合も少なくありません。その理由は，前述したびまん性の脳損傷が含まれるためです。そのような場合には，形態画像や機能画像に合わせて，いわゆる心理検査（行動学的検査）が利用されます。

　高次脳機能障害診断基準（厚生労働省）では，①MRI，CT，脳波などによ

り認知障害の原因と考えられる脳の器質的病変の存在が確認できること，とされていますが，②神経心理学的検査の所見を参考にすることができる，ともされているために診断の補助資料に神経心理学検査が求められます。

遂行機能障害の診断に用いられる神経心理学検査には，さまざまなものがあります。いずれも，標準化手続き（信頼性と妥当性の検証）が行われているものを使用することが大切で，利用手引き（マニュアル）にそのことの記載があるものが推奨されます。ただ，心理検査の場合とは異なり，神経心理学検査で

表9.1 代表的な遂行機能検査一覧

検査名（略称）	検査の概要	備考
WCST（Wisconsin Card Sorting Test）	赤，緑，黄，青の1～4個の三角形，星型，十字型，丸からなる図形のカードを示しながら，被検者の反応をみる検査。検査者は，色・形・数の3つの分類カテゴリーのいずれかに従って，1枚ずつカードを示す。被検者は，それがどのカテゴリーに属するのかを類推し，反応カードを示す。分類カテゴリー数や保続数で評価。	単独で使用
Stroopテスト	赤の文字を青色で印刷というように，色名と印刷色が不一致の場合と一致の場合での反応時間の差異を評価。2種の情報の片方を抑制することで，反応時間に差異（Stroop効果）が生じる。	単独で使用
BADS（Behavioural Assessment of the Dysexecutive Syndrome）	日常生活上の遂行機能に関する問題点を検出しようとする，生態学的妥当性（ecological validity）を意識した行動的な検査。規則変換カード検査，行為行動計画，質問表など7下位項目より構成。	下位検査から構成
D-CAT（Digit Cancellation Test）	ランダムな順に配置された数字の列の検査表に，指定された数字を1分間で選択，抹消して，作業量やミスを評価。	単独で使用
FAB（Frontal Assessment Battery）	類似性／運動指示（ルリヤのF・E・P）／葛藤指示／語の流暢性／被影響性／抑制コントロールの下位項目から構成されている。	下位検査から構成
ハノイの塔（Tower of Hanoi）	3本の杭と，中央に穴の空いた大きさの異なる円盤からなる。左端の杭にすべての円盤が下から大きいもの順に積み重ねられているものを，ルールに従い，右端の杭に移動させるパズル。	単独で使用
TMT-J（Trail Making Test-Japan version）	ランダムな位置に印刷された数を順番に線でつないでいくTMT-Aと，数字とかながランダムな位置に印刷された用紙で数→かな→数→かな，のように交互に線でつないでいくTMT-Bから構成。日本版TMT。	単独で使用

は再検査信頼性の検討は行われていますが，妥当性などを含めて大規模な母集団で実施することに困難があるために，厳密さを問うのは難しい場合が少なくありません。

一般に脳を損傷した患者に検査を実施する場合には，マニュアル通りにはいかないこともあり，臨機応変な対応が求められますので，基本的なやり方を十分に練習しておくことを勧めます。

現在，遂行機能障害の評価にわが国で使用されている検査は，表9.1 に掲載したものが一般的です。今後も実施が容易で信頼性が高く，かつ対象者に負担をかけにくい検査が開発されることが考えられます。そのため，公認心理師には，標準化手続きを比較して最適な検査を選択することや，医師をはじめとする医療チームのメンバーに，その検査を選択する理由について説明できるよう，常に学んで基礎知識をもつ姿勢が求められます。少し難しくなりますが，いろいろと市販されている検査の背景理論を学んでおくことが大切なので，次項で簡単に紹介します。

9.3.2 遂行機能検査の理論的背景

1960年代のルリヤ（Luria, A.）の指摘に始まるとされる遂行機能分野の研究は，大別して2種の取組み，「Cold」と「Hot」が行われてきました。

「Cold」とよばれる取組みは，相対的に機械論的，論理的な要素が強く，ルリヤの発想を引き継いだシャリス（Shallice, T.）やバージェス（Burgess, P.）らがリードするものであり，「Hot」とよばれる取組みは，遂行機能における情動，欲望，信念などの要素に焦点を当てるところに特徴があり，ダマシオ（Damasio, A. R.）が先導するものです。これら2種の取組みは人間の行動を異なる角度からとらえようとするもので，一方のみが優れているとか，妥当だとかいう類いの話ではありません。

遂行機能を測定する検査は，それぞれの理論をもとに構成されたものであり，それらも簡単に紹介することにします。

1. ルリヤの理論

旧ソ連の神経心理学者であるルリヤは，戦争での銃傷などによる比較的損傷

部位が特定しやすい脳損傷患者の検討から，人間の脳の働きは3つの水準で構成されると考えました。それは，主に脳幹部が対応する，覚醒の調整・維持を担う部位，側頭葉，頭頂葉，後頭葉が対応する，入力感覚情報の符号化・処理・保持の役割を担う部位，そして，前頭葉が対応する，行動のプログラミング・調整・行動の精緻化の役割を担う部位，です。彼は，前頭葉の前部（prefrontal cortex）は複雑な行為のプログラミングや行為結果の調整に欠くことができない部位としました。

ルリヤの理論に対応した行動学的検査に，**Fist-Edge-Palm Test**（掌を握る／掌を立てる／掌を開く，を組み合わせた複雑動作の実施）があります。この検査は脳損傷の有無についての感度は良いが，必ずしも前頭葉損傷と関連しないという報告もあります。

2. SAS 理論

シャリスらは1980年代に入ってルリヤ理論の前頭葉機能研究を展開し，SAS（supervisory attentional system）理論を提唱しました。人間行動のプログラミングや行為・思考結果の調整は「過剰学習で，ルーティン化している行為や課題（contention scheduling）」と「新規な行為・課題（supervisory attentional）」の2つのシステムを含むとしました。特に後者を適切に行うには，①計画や意思決定を含む場合，②エラーを修正しなくてはならない場合，③それほど慣れない新規なことが含まれる場合，④危険が予想される場合，⑤習慣的になっているのを変更しなくてはならない場合，の5つの下位状況があると想定しました。

バージェスらは，2000年代に入ってSAS理論を日常生活で遭遇する多様な課題に対応するように，従来の実験室をベースにした課題を変更しています。

この理論を背景にした行動学検査には，**Hayling Sentence Completion Test**や **BADS**（Behavioural Assessment of the Dysexecutive Syndrome）などがあります。

3. Tripartite 理論

スタス（Stuss, D. T.）とベンソン（Benson, D. F.）は，注意と遂行機能が互いにモニターし合う関係になるとする，Tripartite（三者）理論を提唱してい

ます。前部網様体賦活系 (anterior reticular activating system), 拡散視床投射系 (diffuse thalamic projection system), そして前頭—視床ゲート系 (fronto-thalamic gating system) の三者があり, 前二者は注意の覚醒維持を担い, 残りは行為下での注意の調整, 計画, 刺激—反応の選択, 日常生活でのモニタリングを担うとしています。

彼らの研究は, 遂行機能に含まれる注意の要素と神経基盤との関係を報告している点に特徴があります。たとえば, 注意の維持 (右前頭葉 (right frontal)), 注意集中 (帯状回 (cingulate area)), 注意配分 (帯状回と眼窩前頭皮質 (orbitofrontal area)), 注意抑制 (背外側前頭前野 (dorsolateral prefrontal cortex)), 注意切り替え (背外側前頭前野と前頭葉内側 (medial frontal area)), 目標設定 (左背外側前頭前野 (left dorsolateral prefrontal cortex)) という具合です。この理論に関連する行動学的検査には **WCST, Trail Making Test, 言語流暢性検査, D-CAT, Stroop テスト**などがあります。

4. 作動記憶理論

動物研究をベースにゴールドマン=ラキック (Goldman-Rakic, P. S.) が提唱した理論で, 前頭葉の前部は作動記憶を統御し, 作動記憶は多数の下位区分 (たとえば, 空間, 形, 意味, 数知識など) から構成され, 「抑制と興奮」の2ルートで神経伝達物質ドーパミン出力を統制するというものです。たとえば, モノの形情報の処理には, 前頭葉の前部が情報処理を担当する後方部位の後頭葉と「抑制と興奮」のやりとりをして, 個体に適切な知識の更新を行うというわけです。

この理論に基づく検査には, 一定間隔で数字や文字が次々表示され, N 個前 (2つ前や3つ前) のものと一致したら応答する **N-back 検査**が知られています。

5. Somatic Marker 理論

1990年代半ばにダマシオは, 社会的行動での意思決定事態における情動の役割と前頭葉の役割を提唱しました。情動や欲望を遂行機能研究に取り入れたことで, 従来の理論とは異質な「Hot」な理論とよばれます。

ダマシオは, フィニアス・ゲージ (Phineas Gage) という鉄道労働者が事故

に遭った後に急激な人格変容をみせたのは，前頭葉腹内側部の損傷が原因で，情動を制御することがうまくいかなくなったためであると説明しました。ゲージは1848年に眼から鉄棒が脳を突き抜ける事故に遭うまでは社会性の高い人格の持ち主であったのが，事故以降12年後に亡くなるまで，それまでとは別人のような社会性の低い人格の持ち主になってしまいました。その症例報告と，損傷を受けたゲージの頭蓋骨標本を検討したダマシオは，情動は視床，扁桃体，視床下部などの皮質下神経核と大脳皮質の腹内側部を含む複雑な経路を前頭前部が調整すると主張し，前頭葉腹内側部に損傷を受けると情動に関連するsomatic（体性神経系の皮膚，内臓感覚，深部感覚）情報のmark（認証）がうまくいかなくなり，行動が不適切であるとわかってもやめられないために，不適切な意思決定で行動が生み出されてしまうと考えました。

　この理論を背景にした行動学的な遂行機能検査に，賭けゲーム状況下での意思決定能力を評価するIGT（Iowa Gambling Task）があります。

　遂行機能検査による障害の評価は，行動学的検査や質問紙検査を下位検査項目とし検査バッテリーとして評価する場合や，検査を実験室状況で単独に使用して評価する場合があります。わが国では，標準化手続きを経たいくつかの検査が日本高次脳機能学会から市販されています。

9.4　遂行機能障害のリハビリテーション

　脳外傷などが原因で遂行機能に障害が生み出された場合に，「脳組織が壊れたので，神経細胞は再生しないから，もうどうにもならない」つまり機能を取り戻すためのリハビリテーションは無意味と考えるのは間違いです。

　脳科学研究の進歩により，脳損傷が原因の機能障害は改善することが明らかになっています。ではなぜ，機能改善が可能なのでしょうか。

　遂行機能障害の原因の主なものには先に記載したように脳外傷があり，大きな力が脳組織に加わると脳挫傷が生じます。
（1）損傷を受けた脳組織の周囲が脳機能を代償する可能性。
（2）損傷がない反対側脳の対称部位が脳機能を代償する可能性。

(3) 突然の打撃から停止していた脳機能が脳全般において回復。
(4) び漫性軸索損傷例の場合，細胞体が破滅しても軸索は再生。

以上のメカニズムにより，脳挫傷例の脳機能の回復は生じます。つまり，脳がもつ**可塑性**とよばれる特性によるものです。

　現在，遂行機能のリハビリテーションは理学療法士や作業療法士がその役割を担っていますが，今後は公認心理師の参加が望まれます。すぐに効果が出るというタイプの機能障害ではないので，治療チームに参画して患者や治療スタッフのコミュニケーション改善やメンタルなサポートに重要な役割が見出せることでしょう。具体的に何をするのか，遂行機能訓練の例を種村（2008）から紹介します。日常生活様式での患者の行動を基礎にして，さまざまな工夫が行われることがわかります。

1. 遂行システムの直接訓練

　スケジュール，献立等の計画課題，文章形式の問題解決課題，数字パズル，新聞，電話帳，地図，時刻表を調べる等。また，レクリエーション活動のような複雑な活動のシナリオを立案し，実際にその活動を実行する。治療者は，患者が行動を修正し，計画できるような活動を提案する。

2. 課題特異的な手段の教育

　特定の場面に適応する行動を教え，その技能が獲得されれば患者は自分でその行動を開始し，維持することができる。そのためには，まず，課題を修正し，難しい課題の性質を変えることで，機能障害を最小にすることができる。たとえば，食事の準備をするときに食器の扱いを2〜3ステップの単純なものにすることで，重度な障害を持つ者も自立が可能になる。

3. 言語的媒介による行動の調整，自己教示法

　遂行機能障害者は自ら積極的に問題に対処することをしないが，他人に指示されれば課題を行うことができる。そこで，自分が自分に対して命令することで一定の行動が自分でできるようになる。たとえば，パズルなどの課題を行うのに，次のような手順で訓練を進める。

(1) それぞれの動きについて話し，その意味をはっきりと声に出して言う。
(2) 作業を小声で囁きながら行う。

(3) 声を出さずに，心の中で言うようにする。

というように，実生活上の問題に自己教示法を広げていく。

4. 問題解決訓練

　遂行機能障害者は，問題解決場面で拙速に不合理な解決方法を選んでしまう傾向が強い。これに対して複雑な課題をより操作しやすい部分へと分解して解決する方法を教える。まず，問題を熟読し，設問を作り，指示の理解を確認する。次いで，問題をより細かく対処しやすい課題に分割し実行する。そして最後に結果を評価し，誤りを見つけ，訂正する。目標志向的思考を生み出す課題として，与えられた課題に対して代案を出してもらう。与えられた情報を系統的かつ注意深く比較する。適切な情報と不適切な情報を判別する。

9.5　おわりに

　遂行機能障害が単独で生じる場合には，記憶の障害などに比べて，外部からはその障害が把握しにくい側面をもちます。したがって，「怠けている」とか，「やる気がない」といった烙印を押される恐れが大きいという特徴があります。

　脳外傷の程度や部位については一人ひとりが異なります。したがって，リハビリテーションは定型のマニュアルが決められて，それを追従すればよいというものではありません。患者個人の特性に対応するリハビリテーション計画を作成，実行，評価，チェックをし，修正を行う基本原則に基づいた，患者にフレンドリーな訓練をすることが大切です。そのためには，類似した事例での検討は重要です。蒲澤・阿部（2003）は事例で学ぶ支援のノウハウをまとめていますので，参考にしてください。

　健康な脳をもつ人は，何よりも前頭葉を壊さないための行動，特に脳外傷を予防する行動を心がける必要があります。バイク・自転車乗車時のヘルメットの着用や自動車運転時のシートベルトの着用は基本中の基本です。

参 考 図 書

岩田 誠・河村 満（編）(2008). 社会活動と脳——行動の原点を探る—— 医学書院

松井 三枝・緑川 晶（編）(2023). 脳の働きに障害を持つ人の理解と支援——高次脳機能障害の実際と心理学の役割—— 誠信書房

武田 克彦・村井 俊哉（編著）(2016). 高次脳機能障害の考えかたと画像診断 中外医学社

石合 純夫 (2022). 高次脳機能障害学 第3版 医歯薬出版

復 習 問 題

1. 遂行機能と実行系機能の用語の関連について説明してください。
2. 遂行機能に後天的な障害が起きる原因について説明してください。
3. 遂行機能に関連が深い脳部位について簡単に説明してください。
4. 遂行機能を評価する行動学的検査を列挙してください。
5. 遂行機能障害のリハビリテーションが可能であると考えられる根拠を挙げてください。

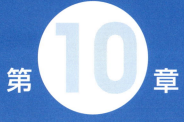

第10章
神経心理学の研究法と神経心理学検査

　神経心理学は行動と脳の関わりを調べる研究分野なので，心理学が得意としている行動学的研究法と，脳科学で用いられる医学的研究法の両方が使用されます。
　行動は，対象者を自然状況下で観察したり，面接を行ったり，実験的に場面を設定したりして測定します。行動の範囲は広く，対象者の主観的な印象や評価を心理尺度で測定したり，生理学的反応や脳内の活動を可視化したりすることもあります。
　公認心理師の役割は，これまでに開発されてきた脳科学や心理学での研究法を駆使して，評価・診断に資する情報を準備したり提供したりすることにあります。本章では，これまでに蓄積された研究に基づく検査法を紹介します。

10.1　測定と評価・診断

　まずは，測定と評価・診断についての基本的な考え方を整理しておきましょう。測定は「測ろうとする属性・対象に数値を与えること」と定義できます。一方で，評価・診断は「測定値を特定の基準に照らし合わせて，価値判断をすること」です（八田，1987）。
　公認心理師が用いる検査は，知能検査のように一定年齢の健常人の得点を正規分布するように作成して標準的な得点を設定し，そこからの逸脱程度を測定します。測定した検査得点に基準点（カットオフ・ポイント）を設定して，正常・異常などの評価・診断を行います。この種の検査を**定量的検査**とよびます。
　神経心理学では定量的検査だけでなく，数値化が困難な特徴の記述など，対

象者に起きている現象を記述する**定性的検査**も重要視されます。両者が別々に行われるというよりも，定量的検査を実施している過程での気づきを，定性的資料として残すことが行われます。これは診断や治療の効果を正確にとらえるためです。たとえば，知能検査を実施しているときに，情報処理の速度や手の巧緻性，表情に現れる意欲，易怒性，などからも重要な情報を得ることができるのです。

心理学が社会的に広く認知されるのに役立ったものに，**知能検査**があります。知能検査は公教育が一般化するにつれて知的に問題がある子どもを見つけることや，兵士の選抜に大きな役割を果たしました。ただ，知能，学力，パーソナリティなどの「構成概念」を，重さや長さなどの物理量と同じように科学的に測定するには，その測定のための検査（尺度）は，**内的整合性**，**妥当性**，**信頼性**などの**標準化手続き**が検討されなければなりません。また，使いやすさ（**実用性**）も加味すべきです。

わが国では，心理検査の開発は 1960 年代に黄金期を迎え，知能，パーソナリティ，学力などを対象にたくさんの種類の検査が生まれました。しかしながら，この時代に作られ，現在も心理学分野で用いられる多くの検査は，医療の分野ではあまり使用されていません。医療の分野では，たとえば認知能力低下

コラム 10.1　心 理 検 査

心理検査は，1905 年にフランスのビネー（Binet, A.）とシモン（Simon, T.）が公教育での教育可能性の判断に資する目的で，暦年齢とは別な精神年齢という概念を導入することで作成されました。それ以降，「知能」という構成概念に物差しを当てる（尺度化）手法が開発され，活用されてきました。そのため，「パーソナリティ」「動機づけ」「対人認知」「自己開示」「リーダーシップ」「感情」「ストレス」など数多くの尺度が作られていますが，信頼性（何度実施しても，誰が実施しても同じ結果になるか）や妥当性（測ろうとしているものを測っているか）を含む標準化手続きの適切さを確認して，必要な場合にのみ使用するという考え方が必要です。また，遊び半分の安易な使用は慎まねばなりません。

が疑われるときに,「1つの測定法ですべての認知能力を測定することはできない」とする1970年代後半からの認知心理学研究の知見を背景に, 人間の認知能力を構成するさまざまな要素のそれぞれに対応する測定・評価が求められるためです。

公認心理師の活躍が期待される領域の中でも, 教育現場では心理学検査（パーソナリティ特性や価値観や信念など）が, 医療分野では神経心理学検査が重用されるため, 次節から心理学検査と神経心理学検査とに分けて説明します。

10.2 心理学検査

10.2.1 態度・信念・行動の検査

喫煙, 飲酒, 食習慣, 運動習慣などは健康関連行動として扱われます。また, これらの行動に対する自分の態度（嫌悪度や嗜好性）などは質問紙検査で問われます。行動の特性の集合をパーソナリティと考えることができ, さまざまな心理検査が市販されています。対象者にカウンセリングなどの介入をした効果のエビデンスを残す必要があるときには, 検査を繰返し実施する必要があります。その際には繰返しによる効果を考慮する必要があります。

10.2.2 気分・感情の検査

気分や感情の主観的な強さを測定するさまざまな心理検査もあります。不安, 怒り, 達成感, 喜怒哀楽などが主なものです。うつ尺度はいろいろな種類があり, 対象者の訴えや行動特性の気分による歪みを考慮する際には有効です。公開されている検査（尺度）の種類や数が多いので, 個別の紹介は控えますが,「標準化」手続きが行われた尺度であるかを確認して利用することが重要です。これは, せっかく測定したつもりでも, 単なるアンケート結果としてしかみなされないことが危惧されるからです。

10.2.3 パーソナリティ検査

対象者のパーソナリティ特性をとらえるために考案された心理検査で, 質問

紙法検査，投影法検査，作業検査に大別できます。医療の分野での使用は多くないかもしれませんが，教育，福祉，司法，産業分野で活躍する公認心理師は活用する機会が多いでしょう。

質問紙法検査は，質問項目に回答することで，対象者の特徴を表そうとするものです。矢田部ギルフォード性格（YG）検査，主要5因子性格検査，MMPI（ミネソタ多面人格目録），エゴグラムなどが有名です。検査の実施や採点は簡単ですが，意図的な回答や嘘の回答を避けられるか否かに課題をもっています。

投影法検査は，精神分析学の考え方を基盤に，曖昧な刺激への対象者の反応を分析することで対象者のパーソナリティ特性の把握を目指します。これまで，ロールシャッハテスト，P-Fスタディ，バウムテストなどが開発されてきました。対象者が意図的に操作できない利点はありますが，実施に要する時間や回答の解釈に時間を要するという難点があります。今でも熱心な利用者はいますが，検査の信頼性や妥当性に疑問があると考えられています。

作業検査は，対象者に一定の作業を行わせ，その作業結果（パターンや作業量）から対象者の特徴を読みとろうとするものです。内田クレペリン検査がよく知られています。

10.3 神経心理学検査

神経心理学検査は，主に高次脳機能を測定します。言語・思考・認知・記憶・行為・注意などの高次脳機能の障害程度を数値化し，定量的・客観的に評価するための手法です。高次脳機能は認知心理学の研究と対応しており，認知機能のそれぞれの構成要素を測定する検査は1960年代以降数多く作られ，認知行動の特性やメカニズムの検討に役立てられてきました。しかし，実用的妥当性（短時間で実施でき，基準値があり，廉価であるなど）に乏しいものが少なくありません。表10.1，表10.2にその一部を例示しますが，医療分野で使われている高次脳機能検査の多くは，欧米の検査を邦訳したものです。

これまで，多くの神経心理学検査は医師の指示の下で資格に関係なく実施さ

10.3 神経心理学検査

れてきましたが，これからは公認心理師が実施することになるでしょう。保険点数がつく検査とそうでない検査があるので，医療分野で働く公認心理師は前者の検査に習熟する必要があります。ただ，現状では医師が知る神経心理学検査には標準化手続きが甘く，標本数や心理社会的要因への配慮を欠くものが含

表 10.1 主要な神経心理学検査一覧 (1)

測定対象となる機能　検査名（略語）	特徴・対象（標準的な所要時間）
知的機能検査	
• Mini Mental State Examination (MMSE)	• 全般的な認知機能低下の状況をスクリーニングできます。(5分)
• 長谷川式簡易知能評価スケール (HDS, HDS-R)	• 全般的な認知機能低下の状況をスクリーニングできます。(15分)
• ウェクスラー成人知能検査（WAIS-Ⅲ）	• 成人を対象に知能を構成する項目別の評価ができます。(90分)
• ウェクスラー児童知能検査（WISC-Ⅳ）	• 5歳から成人までを対象に知能を構成する項目別の評価ができます。(90分)
注意	
• トレイルメーキングテスト（TMT）	• 視覚的注意機能を調べる検査です。(10分)
• かな拾いテスト	• 視覚的注意機能を調べる検査です。(5分)
• PASAT（Paced Auditory Serial Addition Test）	• 聴覚的注意機能を調べる検査です。(15分)
• 標準注意検査法	• 選択的注意や注意の範囲を調べることができます。(100分)
• D-CAT	• 注意維持・集中，選択的注意を調べることができます。(5分)
記憶	
• ベントン視覚記銘検査	• 簡単な図形の記憶機能を調べます。(15分)
• ウェクスラー記憶検査（WMS-R）	• 言語性記憶や視覚性記憶などを調べます。(60分)
• リバーミード行動記憶検査（RBMT）	• 日常生活に必要な記憶機能を調べます。展望記憶も測定できます。(35分)
• レイ・オストリッチの複雑図形検査（ROCF）	• 複雑図形の記憶機能や構成方略を調べます。(15分)
視空間機能	
• コース立方体組み合わせ検査（KBDT）	• 非言語性の知能や構成能力を調べます。(30分)
• レーヴン色彩マトリックス検査（RCPM）	• 視知覚を主として推理能力・失語症患者の知的能力を調べます。(10分)
• 時計描画検査（CDT）	• 視空間機能に基づいて知的レベルも推定します。(10分)

表 10.2 主要な神経心理学検査一覧 (2)

測定対象となる機能	検査名（略語）	特徴・対象（標準的な所要時間）
前頭葉機能検査		
	ウィスコンシンカード分類検査（WCST）	遂行機能，ワーキングメモリの維持や転換などの機能を調べます。（30分）
	遂行機能障害症候群の行動評価（BADS）	遂行機能，ワーキングメモリの維持などの機能を調べます。（30分）
	Stroopテスト	遂行機能の中でも抑制要素機能を調べます。（15分）
	言語流暢性検査（WFT）	言葉の産出，思考の拡散などを調べます。（10分）
言語機能		
	標準失語症検査（SLTA）	旧日本失語症学会が作成した検査で，「聴く，話す，読む，書く，計算する」を6段階で評価します。失語症が疑われる場合のルーティン検査といえます。（90分）
	失語症検査（WAB）	欧米の失語検査の翻訳版で，指数化得点が算出できます。（60分）
気分		
	うつ病自己評価尺度（CES-D）	過去1週間のうつ状態を自己評価します。（15分）
意欲		
	標準意欲検査（CAS）	面接，質問紙，日常生活など5場面での評定をします。（2週間）

まれています。心理学の優れた特徴を学び，医療分野で使われる検査の開発への貢献が求められています。

次に**神経心理学的アセスメント**（評価）の考え方の基本を，鈴木（2018）を参考に確認しておきましょう。さまざまな原因で脳に損傷があった対象者に何が起きたのかを明らかにするのが基本で，損傷以前に比べて何がどの程度の影響を受けたのかを評価します。したがって，アセスメントは用いた検査結果の数値のみで判断することなく，対象者の個人特性を加味したものでなければなりません。損傷後の支援計画やリハビリテーションの有効性を担保する必要があるからです。

神経心理学アセスメントは，通常は対象者の病前・損傷前の機能との比較はできないため，脳の損傷が原因で問題が生じたかの仮説を検証していくところ

10.3 神経心理学検査

に特徴があります。家族や友人，医療関係者からの情報，対象者の行動観察や面接などからの情報を集約して仮説を検証していくことになります。後述する具体的な脳画像による検査や神経心理学的検査を行う際に，生育歴，教育歴，職歴，家族環境や病前性格などを入手することを忘れてはなりません。

一般に脳に損傷を受けた対象者は疲れやすいことや注意の集中持続が短くなる特徴があるため，検査実施時には所要時間に留意することが必要です。具体的な神経心理学検査を進める際の手順で留意すべき点を挙げておきます。

(1) 仮説に基づいて，残存している能力と障害領域が確認できるような検査を決める。対象者の負担が少なくてすむものを選ぶ。
(2) 検査の同意を得る。検査目的を伝え，同意（インフォームド・コンセント）を得て実施する。簡潔に説明し，専門用語の多用は控える。気分や動機づけの状態にも気をつける。
(3) 正答が出やすい検査項目から始めるなど，対象者に不快な感情を生じさせないように留意する。たとえば，記憶検査での再生不可能まで順唱の桁数が増えて検査が終わるような事態はプライドを傷つけ不全感を残すばかりで好ましくない。
(4) 認知リハビリテーション計画の手がかりを残す目的から，残存能力や得意領域の確認をする。
(5) アセスメントの結果を伝達する際には，受け取る対象者側の認知面・感情面への配慮が必要です。家族を交えて実施することで伝達のミスが減少できます。専門用語の多用は避け，相手の理解度をモニターしながら行うように注意しなければなりません。アセスメントの結果が，将来のリハビリテーションへの動機づけにつながるような伝達の仕方を工夫しましょう。

10.3.1 行動学的検査

心理学では，人間の全般的な行動特性と，行動を構成する要素に分けた特性の両方をデータとして収集します。全体としての行動に着目する場合の検査には面接があります。面接からはたくさんの情報が得られます。面接には自由状況で対象者の行動特性についての情報を得る非構造化面接と，あらかじめ

着目する行動に焦点を当てて面接を行う**構造化面接**という方法もあります。

人間には個人差がありますから，特定の個人や症状を詳細に記述することでデータを蓄積する目的の**症例研究**も重要な情報源となります。

また，脳外傷などの場合での診断やリハビリテーションの評価には，利き手の違いによる影響が大きいために**利き手検査**も重要です。

10.3.2 電気刺激法

生きている人間の脳活動の検討は，1950年代のカナダの研究者ペンフィールド（Penfield, W.）の**電気刺激法**から始まりました。これは，脳腫瘍などの患者の頭蓋骨を外し，露出した大脳皮質表面のいろいろな部位を電気刺激し，それに伴って起きる身体の末梢部位の運動や触感覚との対応を調べる方法です。この研究法で作成されたのが脳の機能地図です（図10.1）。これにより，脳の**1次運動野**と**体性感覚野**は，①身体部位とトポロジカルに対応していること，②感覚の鋭敏さや運動の巧緻性は皮質の面積と比例すること，③下肢が頭の上，上肢が下という逆の対応位置関係にあること，が明らかになりました。

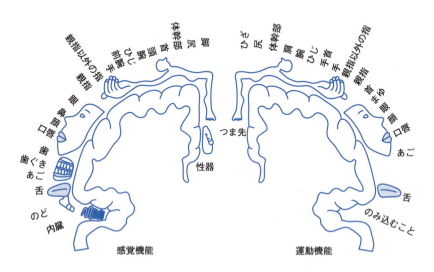

図10.1　ペンフィールドの電気刺激法による脳の機能地図（八田，1984）
脳の各部位は感覚情報，運動情報を処理しています。

コラム 10.2　利き手検査

　ヒトの中枢神経系は外見上ほぼ左右対称となっていますが，その機能には左右で差があります。これを**ラテラリティ**（laterality）があるといいます。左半球の前頭下部が発語機能を担うが，右半球は担わないことはその代表的な例といえます。ただし，この言語機能＝左半球のラテラリティは右利きの対象者でみられることであり，利き手により異なることが知られています。リハビリテーションを計画する上でも利き手を的確に測定しておく必要があります。H.N. 利き手テストは日本人を対象に標準化された検査で，10 項目から構成されています（八田，2022；**コラム 3.1** 参照）。

10.3.3　脳形態および脳機能測定のための検査

　生きている人間の脳の形態や機能を画像化して診断することが可能になったのは，1970 年代以降のコンピュータ工学のめざましい発展に基づくものです。それらは，脳の形態画像検査と機能画像検査とに大別できます。一般に，ニューロンレベルでのエネルギー代謝が劣化することで，脳内血管の血流が悪くなったり詰まったりして脳の機能が低下し，神経細胞が死滅します。さらに血流が低下するという具合に血流低下は代謝を低下させ，脳の萎縮などの形態上の変化が顕在化するというプロセスをたどります。

1.　脳形態検査

　1970 年代以降の神経心理学研究の主な話題は，失認症（第 4 章），失語症（第 6 章），失行症（第 7 章）や健忘症（第 8 章）などでした。これらの障害は脳組織の欠損で生じるので，脳のどの部位の梗塞で血流が低下したり，血管の破裂により血流が途絶えたりして脳組織が壊れたか，その部位の特定に大きな関心が寄せられました。この欠損部位の探索は脳の形態の変化で検知可能となるので，脳梗塞部位や脳腫瘍部位の特定，硬膜下血腫の存在の確認などに大きく貢献しました。前述したようにコンピュータ工学の急速な進歩のおかげで，19 世紀のように，解剖して脳を直接確認する必要がなくなりました。以下に現在一般的に使用されている主な検査の概略を紹介します。

(1) CT（Computerized Tomography）

わが国では1970年代から頻繁に使われている画像診断検査です。放射線を使うので，X線CTともよばれます。360°の方位から脳組織のX線透過率をコンピュータで計測させ，断層画面で脳組織の形態情報を得る仕組みになっています。X線の吸収については，空気と骨組織との間の相対値を計算します。脳画像では脳脊髄液，空気，梗塞部位は低吸収域，骨や新しい血腫は高吸収域として画像化されます。

(2) MRI（Magnetic Resonance Imaging）

MRI（磁気共鳴画像）は，体内の水素原子に特定の周波数の電波を当てて共鳴現象を起こさせ，そこから発生する電波情報により計算されます。磁場変化を使い，脳の形態を画像化するものです。放射線被曝の心配がないことや矢状面や冠状面画像が得られること，軟部組織の解析に優れているなどの長所があります。脳卒中発症後の虚血性病変をとらえる拡散強調画像は脳卒中の診断に不可欠で，臨床現場に広く普及しています。拡散強調画像は生体内の水分子の拡散をとらえるものです。共鳴現象を起こさせる電波の周波数のパルスの条件を変化させて，異なるタイプの画像（T1強調画像，T2強調画像など）を描出させることができます。T1強調画像は解剖学的情報を得やすく，T2強調画像は脳組織の病変の確定に利点があります。図10.2は失語症患者のMRI画像です。画像の右側は左脳に対応しており，左脳の全部に梗塞で生じた部位が黒く映っています。

(3) dMRI（Diffusion Tensor Imaging）

dMRI（拡散テンソル画像）は，磁場変化を使うもので，形態画像が得られます。水分子は等方性拡散する特性があります。白質（神経線維）のように一方向に走行する構造物があると，それに沿う形に異方性拡散をします。拡散テンソル画像とは，この水分子の拡散異方性をとらえたものです。神経線維を画像にして神経ネットワークを同定できる特徴があります。この画像は神経線維の様子を撮影するのに適した方法です。大脳皮質の損傷は多くの場合白質の損傷も伴い，ネットワークとしての連絡が阻害されます。白質の損傷はその連絡先の皮質機能の低下も生じる可能性があります。神経ネットワークとしての白

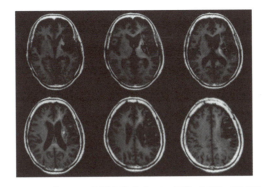

図 10.2　ブローカ失語症患者の MRI 画像（田川，2012）
64 歳，女性。運動性失語。ブローカ領野や中心前回を含み中大脳動脈領域に広範な梗塞をみます。

質連絡路は冗長性が高いので，もともとの神経路以外が働いて症状改善につながることが考えられます。このことは認知リハビリテーションの有効性に関わるので，大脳皮質だけでなく，白質を含めたネットワークの検討は今後重要性を増すと考えられます。ヘイエスらは，頭部外傷患者と健常者の脳梁部分の線維連絡を dMRI 画像によって撮影しており，インターネット上の論文でそれを見ることができます（Hayes et al., 2016）。頭部外傷患者ではニューロンの軸索の離断が原因で神経線維ネットワークが損傷を受けていることが確認できます。

2. 脳機能検査

脳には機能局在があり，行為によって働く部位が異なります。つまり，脳局所の神経活動が変化します。この変化に伴う電気活動の増加を計測するタイプの検査法と，脳局所の神経活動の亢進により酸素需要が増加して局所の動脈が拡張する際の血流量変化をとらえるタイプの検査があります。前者に属するのが脳波（EEG; Electoro-encephalograph）や ERP（Event-related Potential），MEG（Magnetic-encephalograph）などで，後者に属するのが PET（Positron Emission Tomography），fMRI（functional Magnetic Resonance Imaging），SPECT（Single Photon Emission Tomography）や NIRS（Near-Infrared Spectroscopy）です。これらの検査を用いた脳機能診断は，認知症の増加に伴い活用が増加しています。主なものを簡単に紹介します。

(1) EEG

　頭皮上に電極を置いて電気活動を増幅するものです。20～100μVの電圧をもち，周波数により，θ（シータ）波，α（アルファ）波，β（ベータ）波，γ（ガンマ）波と区別します。脳波は周波数を基準にして，覚醒状態や心理的原因による情動変化を知るのに用いたり，第3章で紹介したラテラリティ研究でも用いられたりしています。最近ではAIを活用して，EEG検査が得意とする「てんかん」の診断の精緻化が話題になっています。

(2) ERP

　EEGの特定刺激への加算平均で生じる波形のことで，事象との対応関係の記述に優れています。

(3) MEG

　局所神経活動の変化によって生じた局所の磁場変化を，脳表面で計測するのがMEGです。頭皮上に200～300個の電極を置いて，シナプス伝達の際にニューロンの樹状突起で起きるイオン電荷を増幅し，微弱な磁場変化を特別な装置で取り出します。直接的に神経活動を計測する手段といえる磁気変化は電気を利用するEEGよりも歪みが少なく，脳のミリ秒単位での正確な電気活動を検出できます。

(4) PET

　血液は栄養物を運搬し，不要物を運び去る役割をしています。脳のさまざまな部位の活動はその部位が必要とする血液の量に反映されると考えることができ，脳内の血液還流や拡散異常をとらえる機能画像は，1970年代から使用され始めました。陽電子で標識された化合物をトレーサーとして用います。陽電子は生体内で陰電子と結合してγ（ガンマ）線を出します。したがって，PETは放射線を使う検査です。このγ線を検出器で測定して，化合物の生体内濃度を知るのです。よく働く脳部位は多くの栄養物を取り込み，不要物を排出するので，どの部位が働くのかを調べようとします。

(5) fMRI

　前述のMRIと同じように，磁場変化を利用する検査法です。活動が盛んな脳部位を調べて脳血流量を測定するための機能画像が得られます。放射線を使

10.3 神経心理学検査

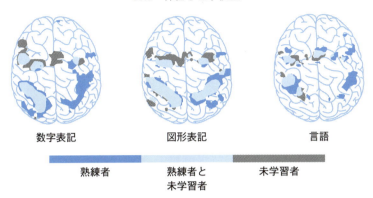

図 10.3　そろばんの未学習者と熟達者の fMRI（Hayakawa et al., 2003 より作成）

わないので身体への侵襲性では PET よりも優れています。図 10.3 はそろばんの未学習者と熟練者に，暗算を求めた実験の結果です。数字表記，図形表記，言語での 3 種類の呈示の仕方に関わらず，未学習者は左脳，熟練者は左右両脳に血流が増えたことを示すものです。fMRI は医療分野だけでなく，実験心理学の分野でも活躍する検査です。

(6) SPECT

　放射性同位元素で標識した物質を投与して放出される放射線（γ 線）量を計測して多方向からの投影データをとり，それをもとに脳血流量の 2 次元画像を得る手法です。検査は簡単で低コストですむため，アルツハイマー型認知症などではよく使用された画像検査です。画像の分解能などは PET などに比べて劣るために近年使われなくなっていますが，古くから安全性の確立した検査法です。

(7) NIRS

　NIRS では，近赤外光（波長 700〜900 nm）の，①高い生体透過性（皮膚や骨を透過）と②血液中の oxy-Hb（酸素化ヘモグロビン）と deoxy-Hb（脱酸素化ヘモグロビン）の異なる光吸収特性を利用します。頭皮上から近赤外光を照射するとその光成分は脳組織内に拡散していき，①の特性から頭皮上から約 20〜30 mm 深部にある大脳皮質に到達します。そして②の特性により，照射

点からおよそ 3 cm 離れたところで乱反射して戻ってきた光成分を検出し，この検出光から，大脳皮質の oxy-Hb, deoxy-Hb, total-Hb の 3 つの Hb の変化を推定し相対的な濃度変化を計測します．国産の技術で乳幼児などにも計測可能な点で優れています．図 10.4 は認知リハビリテーション訓練課題での血流変化を計測したもので，かな拾い課題と図形の心的回転課題で左右脳が異なる活性化を示しているのがわかります．

以上，最近の脳機能を検査する方法を紹介しましたが，それぞれの検査は長所と限界を内包しています．表 10.3 に研究法の特徴の比較をまとめたものを示します．空間分解能とは，どれだけ小さいレベルまで部位を特定し抽出できるかの感度のことです．時間分解能とは短時間に起こる現象を正確に観測できるかの指標で，高いほうが優れています．どの検査も満点ということはありま

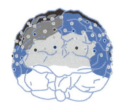
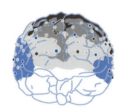

A：言語性課題　　　　B：非言語性課題

図 10.4　**訓練課題で単純作業より脳血流の増えた部位**（間瀬・阿部，2009 より作成）
訓練課題でより脳血流が増加している部位は青，両者に違いがない部位はグレー，単純作業で脳血流が増加している部位は黒く表示されています．図中の丸い点はプローブ位置．

表 10.3　**脳機能研究法の特徴の比較**（神長，2006 を加筆修正）

手段	fMRI	PET	EEG	MEG	NIRS
空間分解能	10^{-3}m	10^{-3}m	10^{-2}m	10^{-3}m	10^{-2}m
部位識別能	◎	○	×	△	△
時間分解能	10^{-1} 秒	10^{0} 秒	10^{-3} 秒	10^{-3} 秒	10^{-2} 秒
計測対象	還元ヘモグロビン	血流	神経電流	神経電流磁気	ヘモグロビン
侵襲性	無	有	無	無	無
患者負荷	軽度	中等度	無	軽度	無
脳深部計測	可能	可能	不可能	不可能	不可能

せん。特徴を比較検討し，効用と限界を理解して使用し，結果の解釈に向かう姿勢が科学的研究を基盤としている神経心理学では重要です。色彩のついた画像の訴求力に圧倒されずに，その画像で測定している脳内の変化のとられ方の特性を踏まえ，評価をする姿勢が重要です。

10.4 おわりに

　神経心理学検査は，パーソナリティ検査などの心理検査と同様に，その効用と限界を確認して実施する必要があります。神経心理学検査は，基本的に対象者の認知過程を言語および行動によって測定することで成り立ちます。言語・行動データが対象者の残存する能力を完全に反映していると考えるべきではありません。得られるデータは認知過程を評価する上で有効なものであることは言うまでもありませんが，客観的現象をとらえる画像データや血液・内分泌指標などに比べると，信頼性は高くないことを理解しておく必要があります。

　一方で，脳画像データや血液・内分泌指標についても，その効用と限界を常に情報を更新しながら確認することを忘れてはなりません。脳画像データにも限界が存在します。たとえば，「認知の予備力」研究（コラム 10.3 参照）が示すように，高齢者の脳画像データは行動学的データと乖離することもあり，両方のデータの検討が科学性を高めます。

　また，神経心理学検査の対象者は，一般的に脳損傷を受けたケースが多いため，対象者本人が想定するよりも低いパフォーマンスであることが少なくありません。そのため，自尊心を傷つけるなどのストレスフルな状況を招くことがあります。何のために検査をするのかを対象者に了解してもらい，検査マニュアルを遵守し，自発的に協力してもらえる環境下で実施するなどの倫理面や対象者保護の観点を常に念頭に置くことを心がけましょう。

コラム 10.3　認知の予備力

　認知の予備力とは，cognitive reserve の邦訳です。高齢者の脳画像データからは明らかに大脳皮質の欠落が視認できるにもかかわらず，記憶や注意，言葉などの機能は中年者と比べて劣らない成績を示すことがあります。つまり，脳画像データが完璧ではないこと示す一例です。認知の予備力は，脳の病理や加齢の影響を受けても認知機能の低下を抑える個人の潜在的な能力のことで，たとえば，左脳と右脳が協働するなど，高齢者の脳が残存する神経ネットワークを駆使して最適解を出そうとする仕組みがもたらすと説明されています。この予備力にはそれまでの教育，仕事，余暇活動経験や病前知能などが関連すると考えられます。

参考図書

武田 克彦・山下 光（編著）（2023）．神経心理検査ベーシック　改訂 2 版　中外医学社

田川 皓一・池田 学（編）（2020）．神経心理学への誘い――高次脳機能障害の評価――　西村書店

復習問題

1. 脳血管障害をもたらす原因の主なものを挙げ，頭部外傷による行動障害の違いについて説明してください。
2. 形態画像検査法の主なものを挙げ，その長所と短所について説明してください。
3. 機能画像検査法の主なものを挙げ，その長所と短所について説明してください。
4. 心理検査における標準化について説明してください。

引用文献

第1章

American Academy of Clinical Neuropsychology (2007). American Academy of Clinical Neuropsychology (AACN) practice guidelines for neuropsychological assessment and consultation. *The Clinical Neuropsychologist, 21*, 209-231.

Gazzaniga, M., Ivry, R., & Mangun, G. (2009). *Cognitive neuroscience: The biology of the mind.* Norton Press.

八田 武志 (2003). 脳のはたらきと行動のしくみ 医歯薬出版

第2章

Beaumont, J. G. (1988). *Understanding neuropsychology.* Oxford, UK: Blackwell.

八田 武志 (2003). 脳のはたらきと行動のしくみ 医歯薬出版

Kolb, B., & Whishaw, I. Q. (1980). *Fundamentals of human neuropsychology.* San Francisco, CA: Freeman.

第3章

Blakeslee, T. R. (1980). *The right brain.* New York: Doubleday.

Bogen, J. E., & Gazzaniga, M. S. (1965). Cerebral commissurotomy in man: Minor hemisphere dominance for certain visuospatial functions. *Journal of Neurosurgery, 23*, 394-399.

Broadbent, D. E. (1952). Failures of attention in selective listening. *Journal of Experimental Psychology, 44*, 428-433.

Broadbent, D. E. (1954). The role of auditory localization in attention and memory span. *Journal of Experimental Psychology, 47*, 191-196.

Galin, D., & Ornstein, R. (1972). Lateral specialization of cognitive mode: An EEG study. *Psychophysiology, 9*, 412-418.

Gazzaniga, M. S., & LeDoux, J. E. (1978). *The integrated mind.* New York: Plenum Press.

Geschwind, M., & Levetisky, W. (1968). Human brain: Left-right asymmetries in temporal speech region. *Science, 161*, 186-187.

八田 武志 (2003). 脳のはたらきと行動のしくみ 医歯薬出版

八田 武志 (2008). 左対右きき手大研究 化学同人

八田 武志・中塚 善次郎 (1975). きき手テスト制作の試み 大野 晋一 (編) 大西憲明教授退任事業論文集 大阪市立大学心理学研究室25年のあゆみ (pp. 224-247)

Hirnstein, M., Hugdahl, K., & Hausmann, M. (2019). Cognitive sex differences and hemispheric asymmetry: A critical review of 40 years of research. *Laterality: Asymmetries of Brain, Behaviour, and Cognition, 24*, 204-252.

Kimura, D. (1973). The asymmetry of the human brain. *Scientific American, 228*, 70-78.

Kimura, D. (1999). *Sex and cognition.* Cambridge, MA: MIT Press.

Kinsbourne, M. (1975). The ontogeny of cerebral dominance. *Annals of the New York Academy*

of Sciences, *263*, 244-250.
Levy, J. (1972). Lateral specialization of the human brain: Behavioral manifestations and possible evolutionary basis. In J. A. Kiger, Jr. (Ed.), *The biology of behavior* (pp. 159-180). Corvallis, OR: Oregon State University Press.
丸山 純人・室井 健三・飯沼 一浩 (2013). 対照課題に無意味語発話課題を用いた言語優位半球同定のための fMRI 検査法に関する研究 高次脳機能研究, *33*, 405-413.
Nicholls, M. E. R., Thomas, N. A., Loetscher, T., & Grimshaw, G. M. (2013). The Flinders Handedness survey (FLANDERS): A brief measure of skilled hand preference. *Cortex*, *49*, 2914-2926.
大久保 街亜・鈴木 玄・Nicholls, M. E. R. (2014). 日本語版 FLANDERS 利き手テスト——信頼性と妥当性の検討—— 心理学研究, *85*, 474-481.
Oldfield, R. C. (1971). The assessment and analysis of handedness: The Edinburgh inventory. *Neuropsychologia*, *9*, 97-113.
Porac, C., & Coren, S. (1981). *Lateral preferences and human behavior.* New York: Springer.
Rasmussen, T., & Milner, B. (1977). The role of early left-brain injury in determining lateralization of cerebral speech functions. *Annals of the New York Academy of Sciences*, *299*, 355-369.
Rossion, B., & Caharel, S. (2011). ERP evidence for the speed of face categorization in the human brain: Disentangling the contribution of low-level visual cues from face perception. *Vison Research*, *51*, 1297-1311.
Springer, S. P., & Deutsch, G. (1993). *Left brain, right brain* (4th ed.). New York: W. H. Freeman.
Szaflarski, J. P., Binder, J. R., Possing, E. T., McKiernan, K. A., Ward, B. D., & Hammeke, T. A. (2002). Language lateralization in left-handed and ambidextrous people: fMRI data. *Neurology*, *59*, 238-244.

第4章

Behrmann, M., Moscovitch, M., & Winocur, G. (1994). Intact visual imagery and impaired visual perception in a patient with visual agnosia. *Journal of Experimental Psychology: Human Perception and Performance*, *20*, 1068-1087.
Benson, D. F., & Greenberg, J. P. (1969). Visual form agnosia: A specific defect in visual discrimination. *Archives of Neurology*, *20*, 82-89.
Diamond, R., & Carey, S. (1986). Why faces are and are not special: An effect of expertise. *Journal of Experimental Psychology: General*, *115*, 107-117.
Fantz, R. L. (1963). Pattern vision in newborn infants. *Science*, *140*, 296-297.
Farah, M. J. (2004). *Visual agnosia* (2nd ed.). Cambridge, MA: MIT Press.
Farah, M. J., Levinson, K. L., & Klein, K. L. (1995). Face perception and within-category discrimination in prosopagnosia. *Neuropsychologia*, *33*, 661-674.
Goodale, M. A., & Milner, A. D. (1992). Separate visual pathways for perception and action. *Trends in Neurosciences*, *15*, 20-25.

Haxby, J. V., Grady, C. L., Horwitz, B., Ungerleider, L. G., Mishkin, M., Carson, R. E., ... Rapoport, S. I. (1991). Dissociation of object and spatial visual processing pathways in human extrastriate cortex. *Proceedings of the National Academy of Sciences, 88*, 1621-1625.

Haxby, J. V., Hoffman, E. A., & Gobbini, M. I. (2000). The distributed human neural system for face perception. *Trends in Cognitive Sciences, 4*, 223-233.

Humphreys, G. W., & Riddoch, M. J. (1987). *To see but not to see: A case study of visual agnosia.* London, UK: Psychology Press.
（ハンフリーズ，G. W.・リドック，M. J. 河内 十郎・能智 正博（訳）（1992）．見えているのに見えない？――ある視覚失認症者の世界―― 新曜社）

Marr, D. (1982). *Vision: A computational investigation into the human representation and processing of visual information.* Cambridge, MA: MIT Press.
（マー，D. 乾 敏郎・安藤 広志（訳）（1987）．ビジョン――視覚の計算理論と脳内表現―― 産業図書）

Martinaud, O., Pouliquen, D., Gérardin, E., Loubeyre, M., Hirsbein, D., Hannequin, D., & Cohen, L. (2012). Visual agnosia and posterior cerebral artery infarcts: An anatomical-clinical study. *PLoS ONE, 7*, e30433.

McNeil, J. E., & Warrington, E. K. (1993). Prosopagnosia: A face-specific disorder. *Quarterly Journal of Experimental Psychology A: Human Experimental Psychology, 46A*, 1-10.

森岡 周（2007）．脳を学ぶ――「ひと」がわかる生物学―― 協同医書

新美 亮輔（2016）．オブジェクト認知とは何か 新美 亮輔・上田 彩子・横澤 一彦 オブジェクト認知――統合された表象と理解――（pp. 1-22） 勁草書房

Riddock, M. J., & Humphreys, G. W. (1987). A case of integrative visual agnosia. *Brain, 110*, 1431-1462.

Rubens, A. B., & Benson, D. F. (1971). Associative visual agnosia. *Archives of Neurology, 24*, 305-316.

Susilo, T., & Duchaine, B. (2013). Advances in developmental prosopagnosia research. *Current Opinion in Neurobiology, 23*, 423-429.

Tarr, M. J., Bülthoff, H. H., Zabinski, M., & Blanz, V. (1997). To what extent do unique parts influence recognition across changes in viewpoint? *Psychological Science, 8*, 282-289.

Thompson, P. (1980). Margaret Thatcher: A new illusion. *Perception, 9*, 483-484.

Ungerleider, L. G., & Mishkin, M. (1982). Two cortical visual systems. In D. J. Ingle, M. A. Goodale, & R. J. W. Mansfield (Eds.), *Analysis of visual behavior* (pp. 549-586). Cambridge, MA: MIT Press.

Yin, R. K. (1969). Looking at upside-down faces. *Journal of Experimental Psychology, 81*, 141-145.

第5章

Bisiach, E., & Luzzatti, C. (1978). Unilateral neglect of representational space. *Cortex, 14*, 129-133.

BIT 日本版作製委員会（1999）．BIT 行動性無視検査 日本版 新興医学出版社

引 用 文 献

Broadbent, D. (1958). *Perception and communication*. London, UK: Pergamon Press.
Corbetta, M., & Shulman, G. L. (2002). Control of goal-directed and stimulus-driven attention in the brain. *Nature Reviews Neuroscience, 3*, 201-215.
Deutsch, J. A., & Deutsch, D. (1963). Attention: Some theoretical considerations. *Psychological Review, 70*, 80-90.
Fink, G. R., Marshall, J. C., Shah, N. J., Weiss, P. H., Halligan, P. W., Grosse-Ruyken, M., ... Freund, H. J. (2000). Line bisection judgments implicate right parietal cortex and cerebellum as assessed by fMRI. *Neurology, 54*, 1324-1331.
石合 純夫（2012）．高次脳機能障害学　第2版　医歯薬出版
Jewell, G., & McCourt, M. E. (2000). Pseudoneglect: A review and meta-analysis of performance factors in line bisection tasks. *Neuropsychologia, 38*, 93-110.
Kahneman, D. (1973). *Attention and effort*. London, UK: Prentice-Hall.
河原 純一郎（2015）．注意とは何か　河原 純一郎・横澤 一彦　注意──選択と統合──（pp. 1-36）勁草書房
Kinsbourne, M. (1987). Mechanisms of unilateral neglect. In M. Jeannerod (Ed.), *Neurophysiological and neuropsychological aspects of spatial neglect* (pp. 69-86). New York: Elsevier Science.
Lavie, N. (1995). Perceptual load as a necessary condition for selective attention. *Journal of Experimental Psychology: Human Perception and Performance, 21*, 451-68.
Mesulam, M. M. (1981). A cortical network for directed attention and unilateral neglect. *Annals of Neurology, 10*, 309-325.
Mesulam, M. M. (1999). Spatial attention and neglect: Parietal, frontal and cingulate contributions to the mental representation and attentional targeting of salient extrapersonal events. *Philosophical Transactions of the Royal Society B, 354*, 1325-1346.
水野 勝広（2016）．半側空間無視のリハビリテーション──最近のトピックス──　*The Japanese Journal of Rehabilitation Medicine, 53*, 629-636.
長山 洋史・水野 勝広・中村 祐子・関谷 修・辻 哲也・里宇 明元（2011）．日常生活上での半側無視評価法 Catherine Bergego Scale の信頼性，妥当性の検討　総合リハビリテーション，*39*, 373-380.
Posner, M. I., & Rothbart, M. K. (2007). Research on attention networks as a model for the integration of psychological science. *Annual Review of Psychology, 58*, 1-23.

第6章
Benson, D. F. (1979). *Aphasia, alexia, and agraphia*. New York: Churchill Livingstone.
Broca, P. P. (1861). Remarques sur le siège de la faculté du langage articulé, suivies d'une observation d'aphémie. *Bulletin de la Société Anatomique, 6*, 330-357.
Dejerine, J. (1914). *Sémiologie des affections du système nerveux*. Paris: Masson et Cie, Editeurs.
八王子言語聴覚士ネットワーク（編）（2016）．やさしいコミュニケーション障害学──基礎からわかる言語聴覚療法の実際──　三輪書店
波多野 和夫・中村 光・道関 京子・横張 琴子（2002）．言語聴覚士のための失語症学　医歯

薬出版
紺野 加奈江（2001）．失語症言語治療の基礎——診断法から治療理論まで—— 診断と治療社
高次脳機能障害全国実態調査委員会（2016）．高次脳機能障害全国実態調査報告　高次脳機能研究, 36, 492-502.
Morton, J. (1980). The logogen model and orthographic structure. In U. Frith (Ed.), *Cognitive processes in spelling* (pp. 117-133). London: Academic Press.
日本高次脳機能障害学会（編著）（2003）．標準失語症検査マニュアル　改訂第2版　新興医学出版社
Patterson, K., & Shewell, C. (1987). Speak and spell: Dissociations and word-class effects. In M. Coltheart, G. Sartori, & R. Job (Eds.), *The cognitive neuropsychology of language* (pp. 273-294). Hillsdale, NJ: Lawrence Erlbaum.
笹沼 澄子・伊藤 元信・綿森 淑子・福迫 陽子・物井 寿子・高橋 雅子（編著）（2000）．老研版 失語症鑑別診断検査（D.D.2000）　千葉テストセンター
WAB 失語症検査（日本語版）作製委員会（編）（1986）．WAB 失語症検査 日本語版　医学書院
Whitworth, A., Webster, J., & Howard, D. (2013). *A cognitive neuropsychological approach to assessment and intervention in aphasia: A clinician's guide* (2nd ed.). London, UK: Psychology Press.
（ウイットワース，A.・ウェブスター，J.・ハワード，D. 長塚 紀子（監訳）（2015）．失語症臨床の認知神経心理学的アプローチ——評価とリハビリテーションのためのガイドブック—— 協同医書出版社）

第7章

Benton, A. L. (1963). *The revised visual retention test: Clinical and experimental applications* (3rd ed.). New York: The Psychological Corporation.
（ベントン，A. L. 高橋 剛夫（訳）（1966）．視覚記銘検査使用手引　改訂版　三京房）
Kleist, K. (1934). *Gehirnpathologie*. Leipzig: Johann Ambrosius Barth.
近藤 正樹（2017）．Liepmann から始まる失行　高次脳機能研究, 37, 253-259.
Liepmann, H. (1920). Apraxie. In H. Brugsch (Ed.), *Ergebnisse der Gesamten Medizin* (pp. 516-543). Wien, Berlin: Urban & Schwarzenberg.
日本版 WAIS-Ⅳ刊行委員会（2018）．WAIS-Ⅳ知能検査　日本文化科学社
日本高次脳機能障害学会（旧・日本失語症学会）（編）（1999）．標準高次動作性検査——失行症を中心として—— 改訂版　新興医学出版社
Osterrieth, P. A. (1944). Le test de copie d'une figure complexe: Contribution à l'étude de la perception et de la mémoire. *Archives de Psychologie, 30*, 206-356.
大脇 義一（1979）．コース立方体テスト使用手引き　三京房
WAB 失語症検査（日本語版）作製委員会（編）（1986）．WAB 失語症検査 日本語版　医学書院
Wernicke, C. (1900). *Grundriss der Psychiatrie in Klinischen Vorlesungen*. Leipzig: Verlag von

Georg Thieme.

第8章

馬場 元毅（2017）．絵でみる脳と神経――しくみと障害のメカニズム――　第4版　医学書院

Baddeley, A. D. (1986). *Working memory*. Oxford, UK: Clarendon Press.

Benton, A. L. (1963). *The revised visual retention test: Clinical and experimental applications* (3rd ed.). New York: The Psychological Corporation.

（ベントン，A. L.・高橋 剛夫（訳）（1966）．視覚記銘検査使用手引　改訂版　三京房）

平山 惠造・田川 皓一（2013）．脳血管障害と神経心理学　第2版　医学書院

長田 乾・小松 広美・渡邊 真由美（2011）．記憶障害　認知神経科学，*13*, 118-132.

日本高次脳機能障害学会（編著）（2014）．標準言語性対連合学習検査（S-PA）　新興医学出版社

Osterrieth, P. A. (1944). Le test de copie d'une figure complexe. *Archives de Psychologie*, *30*, 206-356.

杉下 守弘（2001）．WMS-R ウエクスラー記憶検査　日本文化科学社

綿森 淑子・原 寛美・宮森 孝史・江藤 文夫（2023）．日本版 RBMT リバーミード行動記憶検査　2023 年増補版　千葉テストセンター

第9章

Chan, R. C. K., Shum, D., Toulopoulou, T., & Chen, E. Y. H. (2008). Assessment of executive functions: Review of instruments and identification of critical issues. *Archives of Clinical Neuropsychology*, *23*, 201-216.

永井 肇（監修）蒲澤 秀洋・阿部 順子（編）（2003）．脳外傷者の社会生活を支援するリハビリテーション　実践編――事例で学ぶ支援のノウハウ――　中央法規

Prigatano, G. P. (Ed.). (1986). *Neuropsychological rehabilitation after brain injury*. Baltimore, MD: Johns Hopkins University Press.

（プリガターノ，G. P.　八田 武志・中塚 善次郎（訳）（1988）．脳損傷のリハビリテーション――神経心理学的療法――　医歯薬出版）

種村 純（2008）．遂行機能の臨床　高次脳機能研究，*28*, 312-319.

祐野 修・西井 正樹・辻 陽子・山本 美紀・出田 めぐみ（2010）．高次脳機能障害に対する作業療法の介入のあり方　総合福祉科学研究，*1*, 229-242.

第10章

八田 武志（1987）．教育心理学　培風館

八田 武志（2022）．左対右きき手大研究　化学同人

八田 武志（2024）．脳のはたらきと行動のしくみ　医歯薬出版

Hayes, J. P., Bigler, E. D., & Verfaellie, M. (2016). Traumatic brain injury as a disorder of brain connectivity. *Journal of the International Neuropsychological Society*, *22*, 120-137.

神長 達郎（2006）．機能的 MRI（fMRI）による脳機能の解析　日本老年医学会雑誌，*43*,

1-6.
間瀬 光人・阿部 順子（監修）名古屋市総合リハビリテーションセンター（編）(2009). 認知機能回復のための訓練指導マニュアル——高次脳機能障害者を支援する—— メディカ出版
鈴木 伸一（編著）(2018). 健康心理学の測定法・アセスメント ナカニシヤ出版
田川 皓一 (2012). 前頭葉損傷のCT, MRIによる脳画像診断 高次脳機能研究, *32*, 220-226.

人名索引

ア 行

石合 純夫　67

ウェルニッケ（Wernicke, C.）　1，81，103

カ 行

カーネマン（Kahneman, D.）　63
蒲澤 秀洋　134
ガリン（Galin, D.）　32

キムラ（Kimura, D.）　31
キンズボーン（Kinsbourne, M.）　70

グッデイル（Goodale, M. A.）　46

クライスト（Kleist, K.）　103

ゲージ（Gage, P.）　131，132
ゲシュウィント（Geschwind, N.）　3，80

ゴールドマン=ラキック（Goldman-Rakic, P. S.）　131
コルベッタ（Corbetta, M.）　66

サ 行

シモン（Simon, T.）　138
シャリス（Shallice, T.）　129，130

鈴木 伸一　142
スシロ（Susilo, T.）　58
スタス（Stuss, D. T.）　130
スペリー（Sperry, R. W.）　3，27，30

タ 行

ダイアモンド（Diamond, R.）　55

ダマシオ（Damasio, A. R.）　129，131，132
ドイッチ（Deutsch, J. A.）　62

ナ 行

ニコルス（Nicholls, M. E. R.）　40

ハ 行

バーガー（Berger, H.）　32
バージェス（Burgess, P.）　129，130
バーマン（Behrmann, M.）　53
ハクスビィ（Haxby, J. V.）　44
パターソン（Patterson, K.）　86
バドリー（Baddeley, A. D.）　108，123
ハンフリーズ（Humphreys, G. W.）　53

ビジアチ（Bisiach, E.）　70
ビネー（Binet, A.）　138
ヒューリングス・ジャクソン（Hughlings Jackson, J.）　6
ヒルステイン（Hirnstein, M.）　38

ファラ（Farah, M. J.）　57
ブローカ（Broca, P. P.）　1，36，37，77，80～82
ブロードベント（Broadbent, D. E.）　31，62

ベンソン（Benson, D. F.）　50，130
ペンフィールド（Penfield, W.）　144

ポズナー（Posner, M. I.）　65

マ 行

マー（Marr, D.） 48
マクニール（McNeil, J. E.） 58
丸山 純人 34

水野 勝広 72

メシュラム（Mesulam, M. M.） 63

モルトン（Morton, J.） 85

ラ 行

ラヴィ（Lavie, N.） 63

ラスムッセン（Rasmussen, T.） 36

リープマン（Liepmann, H. K.） 91〜94
リッサウアー（Lissauer, H.） 49〜51
リドック（Riddock, M. J.） 51

ルーベンス（Rubens, A. B.） 51
ルリヤ（Luria, A.） 129, 130

レヴィ（Levy, J.） 38

事項索引

ア　行

アセチルコリン　65
アラートネス　61
アルファ波　32
α波　32

1次運動野　144
1次処理　54
一側視野瞬間呈示法　30
遺伝子情報　124
意図と自動性の乖離　94, 95
意図と随意性の乖離　94
意味記憶　110
意味性ジャルゴン　83
韻律　20

ヴィジランス　61
ウェクスラー記憶検査改訂版　117
ウェクスラー成人知能検査第4版　102
ウェルニッケ失語　78, 81
ウェルニッケ領野　78
迂言　83
右半球　11
運動言語中枢　78
運動失語　80
運動神経　9
運動のエングラム　92
運動表象　92

エピソード記憶　110
遠隔記憶　109
縁上回　78
遠心性運動路　13
延髄　16

音韻性錯語　81
音韻性錯書　82
音韻性錯読　82
音韻ループ　108, 123

カ　行

回　12
外側溝　18
海馬　15
灰白質　12
顔の倒立効果　54
角回　79
覚醒　61
下行性　13
可塑性　133
感覚言語中枢　78
感覚失語　81
感覚神経　9
環境依存症候群　104
環境調整的アプローチ　24
喚語困難　83
観念運動失行　93
観念企図　92
観念失行　94
間脳　11, 112

記憶　107
記憶錯誤　115
利き手検査　144
擬似的無視　73
基底核　11, 13～15
起動性　103
機能的アプローチ　24
記銘　107

事項索引

逆向性健忘　115
弓状束　78
求心性感覚路　13
嗅脳　11
橋　16
胸神経　16
強制把握　103
強制模索　103
局在説　1
近時記憶　109

空語句　79
空想的作話　116

警戒　61
頸神経　16
血圧　22
言語音　20
言語モダリティ　75
言語野　75
言語野孤立症候群　85
言語流暢性検査　131
言語領野　75
顕在記憶　111
健忘症　107, 110

溝　12
交感神経　22
後期選択説　62
交叉性支配　28, 70
高次脳機能　1, 6
高次脳機能障害診断基準　127
構成障害　100
構造化面接　144
行動指標　30
後頭葉　12, 20
口部顔面失行　95
交連線維　15

コース立方体組み合わせテスト　102
語音認知の障害　81
語義失語　85
呼吸曲線　22
国際神経心理学会　3
黒質　14
固執性　104
語新作　81
語性錯語　80
語性錯書　82
語性錯読　82
古典的失行　92
コルサコフ症候群　113
語漏　81
混合型超皮質性失語　85

サ　行

再帰性発話　82
再生　107
再認　119
作業記憶　108, 123
作業検査　140
錯語　79
錯行為　94
錯文法　81
作話　116
錯行　94
サッチャー錯視　54
作動記憶　108, 123
作動記憶理論　131
左半球　11

視覚失認　46, 49
視覚探索訓練　72
時間的勾配　115
磁気共鳴画像法　34
磁気共鳴機能画像法　34
視空間スケッチパッド　108, 123

事項索引

視床　11, 13
視床下部　11, 13～15
事象関連電位　33
肢節運動失行　93
持続性　103
持続的注意　61
実験神経心理学　4
失行　91
実行系機能　123
失認　49
失文法　81
失名辞失語　83
質問紙法検査　140
実用性　138
視点依存枠組み理論　48
自伝的記憶　119
視点不変枠組み理論　48
自動言語　82
シナプス　23
ジャクソニズム　6
ジャルゴン　81
習慣的動作　93
終脳　11
熟達化説　55
上行性感覚路　13
使用行動　104
情動音　20
常同行動　104
小脳　15
症例研究　144
初期選択説　62
触覚失認　20
処理資源　63
自律神経系　9, 22
シルビウス裂周囲言語領域　75
神経核　12
神経心理学　2
神経心理学検査　140

神経心理学的アセスメント　142
神経心理学的リハビリテーション　24
神経伝達物質　23
神経伝導路　17
信号動作　94
心身症　23
新造語　81
心的努力　63
心電図　22
信頼性　138
心理的ストレス　23

遂行機能　123
錐体外路　17
錐体外路系　14
錐体路　17
錐体路系　14

生死テスト　119
生殖腺　22
精神運動性　103
脊髄　16
脊髄神経　16
接近行為　82
接近行動　82
拙劣症　93
宣言的記憶　110
前向性健忘　115
仙骨神経　16
潜在記憶　111
全失語　82
全体処理　54
選択的注意　62
前頭側頭型認知症　105
前頭側頭葉変性症　105
前頭葉　12, 19
前頭葉症状　85
前脳基底部　112

線分二等分試験　68
線分抹消試験　68

相貌失認　20, 56
即時記憶　108
側性化　25
側頭葉　12, 20
側頭葉内側面　112
側脳室　15

タ　行

代償的アプローチ　24
体性感覚野　144
体性神経系　9
対側性支配　28, 70
大脳縦裂　11
大脳の内部　15
大脳皮質　11
大脳病理学　2
多動症　104
妥当性　138
多動性の障害　104
短期記憶　108

知覚的負荷理論　63
知能検査　138
着衣失行　96
着衣障害　96
注意　61
注意障害説　70
中央実行系　109, 124
中核　15
中心溝　18
中枢神経系　9
中大脳動脈　76
中脳　16
聴覚的短期記憶　82
長期記憶　108, 109

超皮質性運動失語　85
超皮質性感覚失語　83
重複性記憶錯誤　116
陳述記憶　110

定位　61
定性的検査　138
定量的検査　137
手続き記憶　110
電気刺激法　144
電気生理学的指標　30
伝導失語　79, 82
展望記憶　112

島　12
投影法検査　140
統覚型視覚失認　49, 50
統合型視覚失認　49, 53
投射線維　15
闘争と逃走　22
東大脳研式記銘力検査　118
頭頂葉　12, 20
等能力説　1
登録　107
当惑作話　116
ドーパミン　65
努力性発話　79

ナ　行

内的整合性　138
内分泌系　14
内分泌腺　20
内包　11
7 ± 2　108

2次処理　54
日本高次脳機能学会　3
日本神経心理学会　3

事項索引

日本版リバーミード行動記憶検査　117
認知の予備力　151, 152
認知リハビリテーション　24

ネットワーク理論　113

脳外傷　4, 125
脳下垂体　22
脳幹　16
脳機能イメージングからの指標　30
脳機能検査　147
脳形態検査　145
脳梗塞　76
脳神経　18
脳脊髄液　15
脳の側性化　25
脳波　32
脳波計　3
脳梁　3, 11
ノルアドレナリン　65

ハ 行

把握反射　103
背側経路　43
配置　54
白質　12, 15
発汗　22
発語失行　78, 80
発動性　103
発話の発動性　85
パペッツの回路　113
反響言語　83
反衝損傷　126
半側空間無視　64, 67
パントマイム動作　93
パントマイムの障害　93
半盲　68

被影響性の亢進　104
被影響性の障害　104
被殻　14
比較神経心理学　4
非構造化面接　143
尾骨神経　16
皮質　11, 12
皮質下　12, 13
皮質盲　20
皮質連合説　3
尾状核　14
非宣言的記憶　110
非陳述記憶　110
びまん性の脳損傷　4
描画試験　68
標準化手続き　138
標準言語性対連合学習検査　118
標準高次動作性検査　96
標準失語症検査　87
表象障害説　70
非流暢タイプ　79

フィルターモデル　62
副交感神経　22
復唱路　79
副腎　22
腹側経路　43
不随意運動　14
物体恒常性　47
物品の使用動作　93
プライステスト　119
プライミング　111
プリズム順応療法　72
ブローカ失語　78, 80
ブローカ領野　78
プロソディ　20
プロソディの障害　79
分離脳　27

ベータ波　32
β 波　32
辺縁系　11, 13, 15
扁桃体　15
ベントン視覚記銘検査　100, 118

補完現象　85
保持　107
ホメオスタシスの原理　20
ポリグラフ　22
ホルモン　20
本能性把握　103

マ　行

末梢神経系　9

三宅式記銘力検査　118

無関連錯語　83
無動症　104
無動性の障害　103

面接　143

網様体　16
網様体賦活系　16
文字抹消試験　68
模写試験　68
模倣行動　104

ヤ　行

ヤコブレフの回路　113

優位半球　77

腰神経　16
様態　75

ラ　行

ラテラリティ　18, 25, 145

離断脳　27
流暢タイプ　79
両耳分離聴法　31
リラックス　22
臨床神経心理学　4

類音的錯書　83
類音的錯読　83

レイ・オストリッチの複雑図形検査　100, 118
励続性　103
裂　12, 18
連合型視覚失認　49, 51
連合線維　15

老研版失語症鑑別診断検査　87
ロゴジェンモデル　85

ワ　行

ワーキングメモリ　108, 123
ワダ法　36

英　字

BADS　130
BIT　68
BIT 行動性無視検査日本版　68
BPAO　94
CT　146
CT スキャン　3
D-CAT　131
D.D.2000　87
dMRI　146
EEG　148
ERP　148

事項索引

Fist-Edge-Palm Test　130
fMRI　34, 148
Hayling Sentence Completion Test　130
IGT　132
Iowa Gambling Task　132
MEG　148
MRI　34, 146
N-back 検査　131
NIRS　149
PET　148
PET スキャン　3
RBMT　117
SAS 理論　130

SLTA　87
Somatic Marker 理論　131
S-PA　118
SPECT　149
Stroop テスト　131
TBI　4, 125
Trail Making Test　131
Tripartite 理論　130
WAB 失語症検査　96
WAB 失語症検査日本語版　87
WAIS-Ⅳ　102
WCST　131
WMS-R　117

著者紹介

八田武志（はった　たけし）　　　　　　　　　　（第 1, 2, 9, 10 章）

1968 年	大阪市立大学文学部（心理学専攻）卒業
1972 年	大阪市立大学大学院文学研究科博士課程（心理学専攻）中退
	大阪教育大学教授，名古屋大学教授，関西福祉科学大学教授・学長を経て
現　在	名古屋大学名誉教授，関西福祉科学大学名誉教授　神経心理学会名誉会員
	文学博士

主 要 著 書

『脳のはたらきと行動のしくみ』（医歯薬出版，2003）
『「左脳・右脳神話」の誤解を解く』（化学同人，2013）
『左対右　きき手大研究』（化学同人，2022）

吉崎一人（よしざき　かずひと）　　　　　　　　　　（第 3 ～ 5 章）

1984 年	大阪教育大学教育学部小学校課程教育学科（教育心理学専攻）卒業
1989 年	名古屋大学教育学研究科博士課程後期課程中退
	名古屋大学教育学部教育心理学科助手を経て
現　在	愛知淑徳大学心理学部教授　博士（教育心理学）

主要編著書・論文

『学習経験と大脳半球機能差に関する研究』（風間書房，2002）
『心理学概説　第 2 版――こころを科学する』（共編著）（ナカニシヤ出版，2019）
「視線並びに矢印の空間適合性効果に課題要求が及ぼす影響」（共著）（心理学研究，95（6），2025）

著者紹介

東川麻里（ひがしかわ　まり）　　　　　　　　　　　　　　（第6～8章）

1982年　津田塾大学学芸学部国際関係学科卒業
1987年　国立身体障害者リハビリテーション学院聴能言語専門職員養成課程卒業
2006年　名古屋大学大学院環境学研究科社会環境学専攻博士（後期課程）修了
現　在　北里大学医療衛生学部教授　博士（心理学）

主要編著書・論文
『やさしいコミュニケーション障害学――基礎からわかる言語聴覚療法の実際』（共編著）（三輪書店，2016）
『失語症学　第3版』（分担執筆）（医学書院，2021）
「感情の変化に伴ったジャルゴンの形式変化について」（共著）（高次脳機能研究，41，2021）

ライブラリ 読んでわかる心理学=2

読んでわかる神経心理学

2025年1月25日ⓒ　　　　　初版発行

著　者　八田武志　　発行者　森平敏孝
　　　　吉崎一人　　印刷者　中澤　眞
　　　　東川麻里　　製本者　松島克幸

発行所　　株式会社　サイエンス社

〒151-0051　東京都渋谷区千駄ヶ谷1丁目3番25号
営業 TEL　(03)5474-8500(代)　　振替 00170-7-2387
編集 TEL　(03)5474-8700(代)
FAX　　　(03)5474-8900

組版　ケイ・アイ・エス
印刷　㈱シナノ　　　　　　製本　松島製本
《検印省略》

本書の内容を無断で複写複製することは，著作者および出版者の権利を侵害することがありますので，その場合にはあらかじめ小社あて許諾をお求め下さい。

サイエンス社のホームページのご案内
https://www.saiensu.co.jp
ご意見・ご要望は
jinbun@saiensu.co.jp　まで。

ISBN978-4-7819-1617-0

PRINTED IN JAPAN

読んでわかる家族心理学

相谷　登・中村　薫・築地典絵　共著
A5判・216頁・本体2,300円（税抜き）

家族心理学は，家族を複数の人の関係性としてとらえ，心理学的観点から研究する学問です．本書では，家族とは何か，それはどのように形成され発達するのか，その際どのような問題が生じ，場合によっては崩壊に至るのか等について見ていきます．また，家族を理解するための視点・理論や今後の問題，対応する専門機関についても紹介します．大学等で学ぶ方，独習される方におすすめの一冊です．

【主要目次】

第 1 章　家族心理学とは何か
第 2 章　家族とは何か
第 3 章　家族関係はどのように形成されるのか
第 4 章　家族はどのように発達するのか
第 5 章　家族関係の中でどのような問題が生じるのか
第 6 章　家族関係は社会にどのような影響を与えるのか
第 7 章　家族でどのような暴力が生じるのか
第 8 章　家族関係はどのように崩壊するのか
第 9 章　家族関係を理解する視点・理論にはどのようなものがあるか
第10章　家族関係はどのように査定するのか
第11章　家族関係を変容させるにはどうすればよいのか
第12章　高齢者家族を取り巻く諸問題
第13章　これからの家族関係はどのようなことが問題となるのか
第14章　家族関係を扱う専門的機関にはどのようなものがあるか

サイエンス社

読んでわかる臨床心理学

伊東眞里・大島　剛・金山健一・渡邉由己 共著
A5判・208頁・本体2,300円（税抜き）

臨床心理学は，病気や障害，不幸な経験などによって引き起こされる心理的苦痛を軽減するために心理的援助を行い，それを通して問題の解決や改善を目指す学問です．本書は，教育，福祉，医療，高齢者の4つの領域の視点から，その役割と心理臨床の方法や対応について，事例を交えながら，わかりやすく説明しています．基本的な知識を押さえ，実践に役立てることのできる一冊です．

【主要目次】

第Ⅰ部　教育と臨床心理学
第1章　教育における臨床心理学の役割
第2章　教育における心理臨床の方法
第3章　教育における心理臨床の対応
第Ⅱ部　福祉と臨床心理学
第4章　福祉における臨床心理学の役割
第5章　福祉における心理臨床の方法
第6章　福祉における心理臨床の対応
第Ⅲ部　医療と臨床心理学
第7章　医療における臨床心理学の役割
第8章　病院における心理臨床の方法
第9章　病院における心理臨床の対応
第Ⅳ部　高齢者と臨床心理学
第10章　高齢者における臨床心理学の役割
第11章　高齢者における心理臨床の方法
第12章　高齢者における心理臨床の対応

サイエンス社

読んでわかる心理学

清水寛之・瀧川真也・槙 洋一・山本晃輔 共著
A5判・216頁・本体 2,400 円（税抜き）

本書は，これから心理学を学ぼうとする方に向けた入門・概説書です．各論や専門領域に向かってさらに学習を進めたくなるように，図表やイラストをふんだんに載せ，心理学の世界をわかりやすく説明します．また，日常生活の出来事や具体例を数多く取り上げることで，心理学への興味・関心を促し，学習への動機づけが高まるように努めました．心理職を目指す方の導入ともなる一冊です．

【主要目次】
第1章　心理学とは──心と行動の科学
第2章　感覚と知覚
第3章　学習
第4章　記憶
第5章　思考と意思決定
第6章　知能とコミュニケーション
第7章　生涯発達
第8章　パーソナリティ
第9章　動機づけと感情
第10章　神経生理学的基礎
第11章　社会と文化
第12章　臨床実践と心理的支援
第13章　メンタルヘルス

サイエンス社